SURVIVAL OF THE SICKEST

病者生存

為何我們需要疾病？一位美國怪咖醫生顛覆你對疾病的看法！

沙隆·莫艾倫（Sharon Moalem）&
強納生·普林斯（Jonathan Prince）著
王婉卉 譯

【導讀】

此一時空的「疾病」，可能是另一時空的「優勢」！

——顏聖紘（國立中山大學生物科學系副教授）

在生物學的教學現場上，我經常聽到學生高談「適者生存」、「某某種特質或性狀比較好」（例如高、黝黑、腿長、長壽）。在台灣的諸多社會議題中，我們也常看到某些媒體寵兒高談「物競天擇」與「達爾文怎麼說」。事實上我們的教育與社會認知對演化生物學有許許多多的誤解，而在那種以訛傳訛、自以為很懂、又一知半解的狀態下，整個社會對演化生物學的理解就全部轉向「社會達爾文主義」那套邏輯，所以每每在面對與評論議題時冒出對「人」與「其他生物」各種特質的偏見（例如：什麼樣的膚色與身高是正常），還會振振有詞而不自知。

但是真正的演化生物學者絕對不會輕易地把任何生物的任何特質稱之為「絕對的好」、「絕對的壞」、「絕對的優勢」，或「絕對的劣勢」。這又是為什麼呢？

就算沒有任何生物學基礎，我相信大家都能理解什麼叫「此一時彼一時」、「天生我材必有用」、「上帝幫你關上門時必然又幫你開了一扇窗」、「有一好沒兩好」、「有一失必有一得」、「因禍得福」或「禍福相倚」。以上這些成語的意思不外乎是告訴大家，「天有不測風雲」，外在環境的變動是很快，而且不易預期的，而且什麼樣的因子在什麼樣的的組合？什麼樣的時間點？什麼樣的強度與頻度，能夠對一個生物個體、族群，或整個物種造成短期、中期或長期的效應是不容易推測的。既然如此，我們就不能輕易地把一種特質——在此就稱為「性狀」好了——貼上「好不好」或「有沒有用」的標籤。

在演化生態學上有幾個中心思想是可以支持「此一時彼一時」或「天生我材必有用」的觀點的。在普通生物學的演化學章節上經常會提到「天擇的三個基本模型」。第一個被稱為「方向性天擇」、第二個被稱為「穩定性天擇」，而第三個則被稱為「干擾性天擇」。所謂的方向性天擇的意思是說，有一群生物的某個性狀的頻度與性狀的寬度之間原本可能呈現一個常態分布，但是受到某種天擇壓力之後，演化的方向朝向性狀的一側（例如身高變高），而另一側的性狀（例如身高矮）在族群中的頻度就變得很低。而穩定性天擇的意思是說，天擇的作用有利於原本頻度就較高的性狀，使得具備該性狀的個體頻度愈來愈高，但身高很高的，和身高很矮的個體卻愈來愈少。而干擾性天擇的作用則恰恰相反，其作用的後果會讓性狀朝向多元發展，不會偏向一方，也不會集中於多數個體。而這些天擇作用之所以在不同的個體或族群有著不同的效應，便因為時空環境的多變能造就生物遺傳的多樣性。如果沒有這樣的多樣性產生機制，我們這樣的生物可能根本不會出現。

此外演化生物學還有另一個中心思想就是「面對任何現象都會考量好處、代價與權衡」。好比說在水族館中很常見的寵物魚——花斑劍尾魚（俗稱紅太陽）的身上有很多黑色斑點。這些黑色斑點其實來自於黑色素細胞的過量產生，簡言之就是類似皮膚癌的東西。如果這樣的黑斑長在身上還不要緊，但若長在尾鰭上就可能造成尾鰭的破損。但是這種看似病態的特徵為何能夠在這種魚類身上留下來呢？那是因為這類魚的雌性在婚配上偏好有這種大量黑色素細胞的雄魚，所以天擇作用或許不利於這種魚的雄性的生存，但是雌性選擇卻又能夠給予這種性狀在婚配上的優勢，使得這種遺傳性「疾病」有機會被保留下來。

那麼這樣的利益只會惠及個體？還是也能惠及整個族群或整個物種呢？這當然也得視情況而定。許多人之所以奉行社會達爾文主義，以為人完全是弱肉強食的產物，是因為他們忘了除了利己主義之外，演化生物學說一樣支持利他主義的存在，並視利他主義有利於整個群體或物種的延續與適存。

而這樣的案例不只在人類，也能在許許多多的生物身上看見，但是難就難在如何偵測與衡量那些在一個時空環境看似是病，但在另一個時空環境卻成為優勢的特質。

這本書的中文書名叫《病者生存》，聽起來似乎是有些顛覆一般人的認知，然而其實這個書名並沒有任何誇飾，反而是很真誠地描繪演化理論如何解釋芸芸眾生各種面貌的生成、適應，與茁壯的過程。所以在觀看這本書的時候，請記得一定要丟掉你對很多特質的成見、丟掉你對你以為的演化論的成見。請仔細地閱讀這本書中所有的案例與故事，相信在閱讀完這本書之後，我們更能夠理解疾病，也能夠理解一個性狀之所以被稱為「病」是有時空因素的，當時空因素錯置、倒轉、或交換之後，過去的劣勢就有可能成為日後的優勢，而今日看似風光得意，誰又知道在另一個空間或地質年代，風水輪流轉，就只能屈居下風了呢？

獻給我的祖父母
提比（Tibi）以及喬瑟菲娜・伊莉莎白・懷斯（Josephina Elizabeth Weiss）
兩人皆以生命教會了我
生存何其複雜

目錄｜CONTENTS

前言

這是一本關於奧祕與奇蹟的書，一本關於醫學與迷思的書，也是關於避疾鐵質、鮮紅血液、永無止境冰期的書。本書探討的是生存與創造，想要提出為什麼如此，也想反問為什麼不是如此。它力求條理分明，卻也渴望序中有亂。

最重要的是，這是一本關於生命的書，探討的對象包括你、眾人，以及每個在天底下生活的小生命。它探究我們如何成為今日的模樣、未來將如何發展、又能如何應對。

歡迎一同踏上這趟不可思議的醫學奧祕之旅。

我十五歲時，七十一歲的祖父被診斷患有阿茲海默症。這種疾病令人怵目驚心，幾乎是眾所皆知的事。尤其那時候的你才十五歲，眼睜睜看著原本健壯又慈愛的男人逐漸消逝，確實會難以接受。你會想找到答案，更會想知道背後的原因。

然而當時，祖父身上有件事一直讓我覺得有點奇怪：他很愛捐血。他是真的「愛死」捐血這件事了。他很愛捐血為他帶來的感覺，很愛捐血讓他感到精力充沛。多數人捐血，純粹是因為這種利他無私的行為會讓自己心情愉悅，但祖父並非如此——捐血讓他在身體和心理方面都感覺愉悅。他曾告訴我，**不管身體哪裡痛，只要好好放個血，就能讓疼痛消失**。我那時不懂，為什麼把我們賴以為生的東西捐出將近五百毫升，可以讓人感覺這麼愉悅。我問了高中生物老師，也問了家庭醫師，沒有一個人能做出解釋。於是，我覺得該由自己來找到答案。

我說服父親帶我去醫學圖書館，而在那裡我也花了數不清的時間搜尋。我不知道自己怎麼能在成千上萬本書中找到答案，但某種念頭在圖書館裡引領著我。出於直覺，我決定讀遍所有關於鐵質的書，因為我多少還是知道，祖父每次捐血時流失最多的其中一種東西，就是鐵質。然後——砰！我真的找到了，那是一種較鮮為人知的遺傳疾病，稱為**血鐵沉積症**（hemochromatosis，也稱為血色素沉著症）。

基本上，**血鐵沉積症是一種會造成鐵質在體內累積的失調疾病。最終，體內的鐵質會累積到危險的濃度，對胰臟和肝臟等器官造成損害，因此這種疾病也叫作「鐵質超載」**。有時候，部分過量的鐵質會沉積在皮膚中，讓人一年到頭都出現像美國老牌影星喬治．漢彌爾頓那般永不褪色的黝黑膚色。我們在接下來也會探討到，降低體內鐵質含量的最好方法就是捐血——原來，祖父的那些捐血行為，其實都是在治療他的血鐵沉積症！

而當祖父被診斷患有阿茲海默症時，我就有股直覺，認為這兩種疾病一定有關聯。畢竟，如果血鐵沉積症會導致體內累積危險的鐵質含量，損害其他器官，又怎麼可能不會損害大腦呢？當然了，沒有人把我的看法當成一回事，畢竟我那時才十五歲。

幾年後，上了大學的我順理成章選擇專攻生物學，也順理成章決定要繼續尋找阿茲海默症與血鐵沉積症之間的關聯。畢業後不久，我確定已經找出了血鐵沉積症的致病基因，曉得這正是認真依循當年直覺行事的時機。於是我暫緩就讀醫學院，反而先念了專攻神經遺傳學的博士班。我與眾多不同實驗室的研究人員和醫師合作，只花了兩年，便得到了答案。這兩種疾病之間的遺傳關聯錯綜複雜，但果不其然，血鐵沉積症和某些型態的阿茲海默症確實有關係。

不過，這場勝戰苦樂參半。我雖然證實了自己高中時的直覺（甚至因此拿到了博士學位），卻沒能幫上祖父半點忙。他早在十二年前就過世了，死前與阿茲海默症對抗長達五年，於七十六歲辭世。當然，我也知道上述的發現能幫助許多其他同樣的患者，這也是我想當醫生和科學家的初衷。

而事實上，正如我將在下一章深入探討的，這項發現與其他科學發現不同的地方在於，這項發現可能讓病友立即見效。

血鐵沉積症是西歐後裔身上最常見的遺傳疾病之一，逾三成的人帶有這種致病基因。如果你知道自己患有血鐵沉積症，便能採取一些非常簡單明瞭的方式，降低血中的鐵質含量，預防可能會造成器官損害的鐵質沉積，其中就包括了我祖父自行發現的方法——放血。至於要知道自己是否罹患血鐵沉積症，很簡單，可以利用幾種非常簡易的血液檢測來診斷；如果檢驗結果為陽性，那你就要開始定期捐血，調整飲食。不過，你也可以與這種疾病共存。

我就做到了。

⊕

大概在十八歲的時候，我頭一次開始感到「疼痛」。然後我意識到，也許自己就跟祖父一樣有鐵質超載的情形。果不其然，檢測結果是陽性。你可以想見，這讓我開始思考：這對我來說代表什麼？我為什麼也會罹患血鐵沉積症？其中最大的疑問就是：**為什麼會有如此多的人遺傳到有害基因呢？如果所謂的演化應該是要淘汰有害特徵，同時促進有利特徵，那演化為什麼會允許這種基因流傳下來呢？**

這就是本書想要探討的重點。

然而，當我愈是深入研究，想找到答案的問題就愈多。這本書便集結了我提過的所有問題、這些問題帶來的研究，以及研究期間所發現的一些關聯。我希望本書能為你開啟一扇窗，眺望我們居住的美妙世界，瞭解其中那美麗多變又環環相扣的生命本質。

與其只問哪裡出錯了、可以怎麼解決，我希望大家能朝演化布幕後方一窺究竟，先去詢問為什麼會發生這種疾病或那種特殊的傳染病。我想答案會讓你大吃一驚，也恍然頓悟，從長遠來看，還能讓所有人都有機會過上更長壽、更健康的生活。

在一開始，我們會先探討遺傳疾病。對於像我這種同時研究演化和醫學的人來說，遺傳疾病非常有意思，因為只能經由遺傳才產生的常見疾病，在多數情況下，應該會隨著演化過程而逐漸消失。

演化喜歡有助於生存與繁衍的遺傳特徵，不愛削弱或威脅個體健康的特徵（尤其是那些在具備繁殖能力前就威脅到健康的特徵）。遺傳基因如果能帶來生存或繁衍上的優勢就會受到青睞，這種偏好稱為**天擇**。以下是天擇的基本概念：如果某個基因表現出來的特徵，讓生物較不利於生存與繁殖，這個基因（連同其特徵）就不會傳給下一代，至少不會流傳太久，因為身上帶有該基因的個體比較難以存活下去。另一方面，當某個基因表現出來的特徵，讓生物更能適應環境、更有利於繁衍後代，這個基因（也連同其特徵）就更有可能傳遞下去。某個特徵帶來的好處愈多，表現出這個特徵的基因就會愈快在物種的基因庫散播開來。

因此乍看之下，遺傳疾病跟演化的意義之間，似乎有些矛盾。那為什麼致病基因在數百萬年後依然存在於人類的基因庫裡？你很快就會知道答案。接下來的章節，將詳細檢視我們祖先所處的環境是如何形塑我們現有的遺傳基因。

我們將會以動植物為對象，看看可以從其演化歷程中學到什麼，以及其演化史對人類本身的演化歷程又有何影響。同樣的探討方式也將套用於棲息在地球上的所有其他生物——病菌、細菌、原生真菌，甚至是擬生物，也就是種類繁多的寄生病毒，以及稱為「轉位子」（transposon）和「反轉位子」的基因。

等到你一章接一章讀下去，你將會對我們這顆驚人星球上的眾多神奇生命另眼相看。我也希望，隨著我們愈瞭解自己從何而來、與哪些生物共存、這些生物又來自何方，這樣的新認知可以讓我們更能掌控將來要往什麼方向發展。

⊕

在你開始認真讀這本書之前，請先摒棄在拿起本書前所吸收到的一些觀念。首先，你並不孤單。就在此刻，不管你是躺在床上或坐在海邊，都有數千種活生生的生物正陪著你，包括細菌、昆蟲、真菌，還有其他各種生物。其中有些生物就在你體內：你的消化系統充斥著數百萬個細菌，會在消化食物的過程中伸出關鍵援手。而在實驗室外的每一種生命形式，大部分也都有固定的伴侶。當生物彼此影響時，生命也在交互作用：有時是有利的作用，有時則是有害的，而有時卻是兩者兼具。

這樣的情況帶出了第二個重點：**演化不會單獨發生**。世界上充滿了各種生命，每個活著的生物——從最簡單的（例如教科書最愛的變形蟲）到最複雜的（就是我們人類了）——生來全受到這兩條固定線路的控制：生存與繁殖。當生物想提高生存與繁殖的機會時，演化就會發生。有時候，某個生物的生存就等於是其他生物的死刑，任何單一物種的演化，都可能會對其他數百或數千個物種產生演化壓力。這種情形發生時，又將進而對其他數百或數千個物種帶來演化壓力。

這甚至還不是事情的全貌。生物之間的交互作用不是唯一會影響演化的因素，生物與地球之間的交互作用也同樣重要。即便是在熱帶沼澤生長茂盛的植物，也必須在冰河降臨時有所改變，否則將難逃一死。因此，在各種影響演化的因素中，也要加進地球的所有環境變遷，意即自生命首次誕生在我們稱之為家的地球上，過去那三十五億年間（可能有幾億年的誤差）的各種大大小小變化。

所以，簡單明白來說：地球上的萬事萬物都在影響其他一切的演化過程。那些致病的細菌、病毒、寄生蟲一直以來都在影響我們人類的演化，因為我們為了因應這些影響，發展出了適應的方法，結果，這些生物也因此演化，如此持續循環下去。所有各種環境因子都影響著我們的演化，不論是天氣型態的改變，還是食物來源的變化，甚至是主要受到文化影響的飲食偏好。**整個世界彷彿都在參與一種錯綜複雜又具多層次的舞蹈，所有生物都是彼此的舞伴，有時領舞，有時跟**

舞，但總是互相影響彼此的舞步，宛如全球同時跳著演化式的瑪卡蓮娜群舞[1]。

第三個重點是，**突變並非壞事**。說得更清楚是，突變不只對X戰警有好處。突變只是意味著改變：當突變不利生存時，就無法留存下來；突變有利生存時，將會演化出新的特徵。而篩選突變有利與否的機制就是天擇。當基因突變後的結果，有助於生物生存與繁殖，這個基因就會在基因庫中散播開來；當基因的突變會損及生物生存或繁殖的機會時，這個基因便會逐漸消失（當然了，有利與否見仁見智，比如突變有助於細菌對抗生素產生抗藥性，雖然不利於我們人類，但從細菌的角度來看卻是很有利）。

最後，**DNA並非天生注定的，而是歷史演變的結果**。你的遺傳基因不會決定你的生命。基因當然會形塑生命，但究竟會如何形塑，將因為你的父母、環境、選擇而有天壤之別。你的基因是每個先於你存在之生物的演化遺物，始於你的父母，可一路回溯至最初的源頭。你的祖先所遇上的每場瘟疫、每隻掠食者、每種寄生蟲、每次全球劇變，這些他們從中設法倖存下來的經歷，都記錄在你的遺傳密碼某處，而有助於你的祖先更能適應環境的每個突變、每次改變，也都記載於遺傳密碼中。

偉大的愛爾蘭詩人謝默斯．希尼[2]曾寫道，只有千載難逢的機會，希望才能與歷史押韻合拍，而當歷史與改變押韻合拍之時，演化便發生了。

若山峰上燃起火焰
或降下閃電與風暴，
天上亦傳來神之語。
意即某人正在聽聞，
新生命在誕生之際
發出的吶喊與初啼。

1. 瑪卡蓮娜（Macarena）是西班牙河流二重唱的獨創歌曲與舞步，於一九九五至一九九七年間風靡全球。
2. 謝默斯．希尼（Seamus Heaney, 1939-），一九九五年諾貝爾文學獎得主。愛爾蘭詩人、劇作家和翻譯家，是美國新任總統拜登最喜愛的作家之一。

CHAPTER 1

消除過多鐵質

鐵對人體有益，

愈多愈好？

艾倫・戈登（Aran Gordon）生來熱愛競爭。他是頂尖的財務主管，六歲起就是游泳比賽的常勝軍，也是個天生的長跑好手。他在一九八四年跑完人生第一場馬拉松後，過了十幾年，決定把目標放在馬拉松的最艱難等級的挑戰：撒哈拉沙漠馬拉松。這項賽事要橫越撒哈拉沙漠約兩百五十公里，全程的嚴酷高溫和無盡沙地在在考驗著耐力跑者，嚴苛程度絕無僅有。

艾倫為此展開訓練後，遇到了先前從來不必認真處理的問題——身體方面的不適感。他無時無刻不感到疲累，關節發痛，心跳似乎也會莫名其妙漏了一拍。艾倫告訴跑友，他不太確定自己是否能繼續訓練下去，甚至是跑下去。然後，他去看了醫生。

事實上，他去看了很多醫生，一個接一個，全都無法解釋他的症狀，不然就是下了錯誤的結論。當艾倫因病感到消沉時，醫生跟他說原因出在壓力，建議他去看心理治療師。而當血液檢測結果顯示是肝臟問題後，醫生跟他說酒喝太多了。終於，經過了三年，他的醫生才發現了真正的問題所在。新的檢測結果顯示，艾倫的血液和肝臟內含有大量鐵質——遠遠超出正常數值。

艾倫·戈登正在生鏽，步向死亡。

⊕

血鐵沉積症是一種遺傳疾病，會干擾人體代謝鐵質的過程。正常來說，人體如果偵測到血中含有足量鐵質，腸道就會減少從吃下肚的食物中吸收鐵質。因此，就算你再怎麼塞下大量補鐵劑，體內也不會累積過量的鐵質。人體只要很滿意當下的鐵質含量，過多的鐵就會通過體內不被吸收。但血鐵沉積症患者的身體總是認為鐵質不夠，於是持續不斷吸收鐵質。隨著時間過去，累積下來的鐵質含量將造成致命後果。過量的鐵會沉積在體內各處，最終損害關節、主要器官，破壞全身的化學作用。一旦血鐵沉積症未診斷出來，可能會導致肝衰竭、心臟衰竭、糖尿病、關節炎、不孕症、精神異常，甚至是癌症；若未診斷出來，將致人於死。

亞赫曼·特魯索（Armand Trousseau）在一八六五年首次描述血鐵沉積症之後，有超過一百二十五年的時間，這種疾病都被認為極其罕見。直到一九九六年，主要致病基因才首度被分離出來。自那之後，我們發現造成血鐵沉積症的基因，是西歐後裔身上最常見的遺傳變異。如果你的祖先是西歐人，你有三分之一或四分之一的機率，身上會帶有至少一個血鐵沉積症的基因。然而，擁有西歐血統的人當中，每兩百人才只有一人實際患有血鐵沉積症，並出現該疾病的各種症狀。

以遺傳學的用語來說，一個基因在個體上顯現的程度稱為外顯率（penetrance）。假如某個基因讓帶有它的個體皆有所表現，那這個基因就是外顯率非常高，或具有完全外顯率。反之，若一個基因還需要其他條件才能真正表現，比如血鐵沉積症的基因，那這個基因就會被視為低外顯率的基因。

艾倫．戈登患有血鐵沉積症。他的身體已經累積鐵質超過三十年了。醫生告訴他，如果放著不治療，他將在五年內死於這種疾病。幸好，對艾倫來說，人類已知最古老的一種醫學療法，很快就會成為他日常生活的一部分，協助他處理體內鐵質過量的問題。但在談到那裡之前，得先來回溯一下歷史。

為什麼如此致命的疾病會混入人類的遺傳密碼並扎根呢?你想，血鐵沉積症並不是像瘧疾那樣的傳染病，也與抽菸導致肺癌的壞習慣無關，更不是像天花那種會入侵人體的病毒。血鐵沉積症是遺傳疾病，其基因在特定人口當中極為普遍。從演化的角度來看，就意味著這種疾病是我們自找的。

還記得天擇的運作機制吧。假如某個特定的遺傳特徵能讓你更強健，尤其是讓你強健到能生孩子，那你更有可能存活繁衍，將這種特徵傳給下一代。如果某個特定特徵會讓你更衰弱，你就比較不可能存活繁衍，把這種特徵傳遞下去。隨著時間過去，每個物種都會「篩選」出讓自身更強健的特徵，淘汰使自己更衰弱的特徵。

那像血鐵沉積症這樣的天生殺手，為什麼會在我們的基因庫中優游自在呢?要回答這個問題，就必須探究生命和鐵質之間的關係，而且不只是人類的生命，幾乎所有生命都包含在內。但在探討之前，先想一下:為什麼你會服用保證四十年後會害死自己的藥物？只有一個原因，對吧？因為這種藥是唯一不會讓你明天就死掉的東西。

幾乎所有形式的生命都喜歡鐵，人類新陳代謝的功能幾乎全都需要鐵。鐵會攜帶氧氣，從肺部運至血液，釋放到人體所需的地方。負責人體內多數粗重吃力化學作用的酵素都含有鐵，這些鐵有助於身體解毒，並將糖轉換成能量。鐵質不足的飲食以及其他缺鐵的情況，是貧血最常見的成因，貧血是缺乏紅血球的病症，可能導致疲勞、呼吸急促，甚至是心臟衰竭（高達兩成的經期女性可能出現與鐵質流失有關的貧血情形，因為每個月失血會造成缺鐵。這種情況也可能發生在多達半數的孕婦身上，她們雖然不是處於經期，但體內的胎兒也亟需要鐵）。鐵質一旦不足，人體的免疫系統就無法發揮正常功能，皮膚也會變得蒼白，整個人可能會感覺混亂、頭暈、發冷、極為疲累。

鐵甚至能解釋為什麼全球海洋的部分水域會是清澈的湛藍色，幾乎了無生機，而其他海域則呈鮮綠色，生機勃勃。原來當來自陸地的塵土吹拂過海面時，便將鐵帶到海洋裡。就像太平洋的部分海域，海洋如果不位於這種夾雜著鐵的風所行經的區域，就會形成偏小的浮游植物群落，這些植物是位於海洋食物鏈底層的單細胞生物。沒有浮游植物，就沒有浮游動物；沒有浮游動物，就沒有鯷魚；沒有鯷魚，就沒有鮪魚。但如果像北大西洋這樣的海域，位於撒哈拉沙漠富含鐵的塵土之必經路線上，就會出現一片碧綠的水中大都會（這甚至讓人想出用來對抗全球暖化的點子，發起人還稱之為「巨力多方案」〔Geritol Solution[3]〕這個方案的基本概念就是將數十億噸的含鐵溶液倒入海洋，刺激植物大量生長，進而從大氣層吸收二氧化碳，多到足以抵銷由於人類燃燒化石燃料，而釋放到大氣層中的所有二氧化碳效應。為了驗證這個理論，一九九五年，加拉巴哥群島〔Galápagos Islands〕附近的海域在一夜之間從藍得耀眼變成混濁暗綠，因為鐵促使了大量浮游植物生長）。

由於鐵是如此重要，多數醫學研究都聚焦在鐵質攝取不足的族群上。有些醫生和營養師都以愈多鐵只會愈好的假設來按表操課。目前，不論是麵粉、早餐麥

3. Geritol是美國多種營養補充品的品牌，其中就包括補鐵劑。

片或嬰兒配方奶，食品產業什麼東西都會額外添加鐵。

你也知道，就算有益，過量的話會發生什麼事吧？

人類與鐵的關係比歷來所認為的更加複雜。鐵確實不可或缺，但眾所周知，鐵也對幾乎所有威脅人類生命的生物有所助益。除了極少數的例外，也就是幾種利用其他金屬的細菌，地球上幾乎所有生物都需要鐵才能生存。寄生物把我們當成目標，就是為了我們體內的鐵，癌細胞也因為我們體內的鐵而大量增殖。尋找、控制、使用鐵，是一場生命競賽。對細菌、真菌、原生動物來說，人類的血液與組織蘊含豐富鐵礦。在人體系統中添加太多鐵質，可能就只是在自助餐餐桌上擺滿美食。

⊕

尤金・溫伯格（Eugene D. Weinberg）是天資聰穎的微生物學家，擁有旺盛的好奇心，以及體弱的妻子。一九五二年，他的妻子被診斷出有輕微的細菌感染，醫生因此開了一種抗生素四環黴素（tetracycline）。溫伯格教授想知道，在妻子的飲食中，是否有任何東西會影響抗生素的效力。今日，我們對細菌的交互作用才略懂皮毛而已，在一九五二年的當時，醫學科學更是才略懂皮毛中的皮毛罷了。溫伯格曉得人類所知甚少，也很清楚細菌可以讓人有多麼捉摸不透，於是想試驗看看，在特殊化學物質出現或缺乏的情形下，抗生素會如何作用；而這些特殊化學物質，則是他妻子飲食中所添加的東西。

溫伯格在自己位於印地安那大學的實驗室裡，指示助理在數十個培養皿中放進三種化合物：四環黴素、細菌，以及第三種有機或元素的營養素，每個培養皿都各有不同。幾天後，其中一個培養皿長滿了細菌，多到溫伯格教授的助理以為自己忘了加抗生素。她用同樣的營養素重新進行試驗，卻得到同樣結果：細菌依然大量生長。這個樣本中的營養素為細菌提供了如此強大的助燃劑，得以有效中和抗生素的效果。你猜得沒錯——就是鐵。

溫伯格更進一步證實，只要能獲得鐵，幾乎所有細菌都能近乎毫無阻礙地繁殖。自那之後，他便畢生致力於瞭解攝取過量鐵質會對人體造成什麼負面影響，以及其他生命形式與鐵之間的關係。

人體調節鐵質的系統錯綜複雜，幾乎涵蓋了全身。健康成人的體內通常有三到四公克的鐵，這些鐵大都出現在血液中負責輸送氧氣的血紅素中，但身體各處也都能找到鐵。由於鐵不只對人類的生存至關重要，也可能成為致命麻煩，因此並不讓人意外，人體同時也擁有與鐵相關的防禦機制。

人最容易受到感染的地方，就是感染原有可以進入身體的入口。成人身上如果沒有傷口或破皮，這些入口便會是嘴巴、眼睛、鼻子、耳朵、生殖器。因為傳染原也需要鐵才能存活，上述所有開口都被人體宣告為鐵質的禁航區。除此之外，這些開口也有螯合蛋白（chelator）負責巡邏，這種蛋白質會鎖住鐵分子，防止鐵質遭到利用。所有出現在這些人體入口處的液體，不論是眼淚、唾液，還是黏液等任何體液，都富含螯合蛋白。

人體的鐵質防禦系統還不只如此。當人剛受到疾病侵擾時，免疫系統便會卯足全力，以所謂的急性期反應（acute phase response）竭力反擊。這時，血中會充滿抗病蛋白質，同時，鐵質也會被鎖起來藏好，以防生物入侵者利用鐵來攻擊人體。這種情況等同於生物學上的監獄封鎖：走廊站滿守衛，槍彈受到保護。

當細胞開始癌化，在人體內失控擴散，似乎也會產生類似反應。癌細胞需要鐵才能生長，因此人體會試著盡量不讓這些細胞取得鐵質。新的藥物研究正在探索模仿這種反應的方法，藉由限制癌細胞取得鐵質的管道，研發治療癌症和感染的藥物。

隨著我們瞭解到細菌要仰賴鐵才能生長，就連一些民俗療法都再度受到重視。以前的人會拿浸過蛋白的稻草覆蓋傷口，預防感染。結果，原來這個辦法並不糟，因為預防感染正是蛋白本來的功用。蛋殼屬於多孔結構，裡面的雞胚才能「呼吸」。多孔蛋殼的問題，當然就是穿透蛋殼的不會只有空氣——各種討厭的微生物也可以。蛋白就是為了阻止這些微生物才出現的。蛋白充滿了螯合蛋白（就是那些把鐵質鎖起來藏好，在人體入口處巡邏的蛋白質），就像卵鐵蛋白（ovoferrin），目的是為了保護蛋黃中正在發育的雞胚不受感染。

鐵質與感染之間的關係，也替餵母乳有助於新生兒預防感染提供了其中一種解釋。母乳含有乳鐵蛋白（lactoferrin），這種螯合蛋白會與鐵結合，不讓細菌從鐵質獲得養分。

在回頭談艾倫・戈登和血鐵沉積症之前，我們必須先繞點遠路，這次要前往十四世紀中葉的歐洲，而那時候可不是觀光的最佳時期。

自一三四七年起的數年間，腺鼠疫（bubonic plague）橫掃歐洲，沿途都是屍體，觸目所及屍橫遍野。歐洲約有三分之一到二分之一的人口死亡，總數超過兩千五百萬人。這場瘟疫創下的死亡人數紀錄空前絕後，史上其他傳染病大流行都遠遠不及。希望未來也不會出現。

腺鼠疫是種令人毛骨悚然的疾病。被認為是病原的耶氏桿菌[4]，通常會入住人體的淋巴系統，導致腋窩和鼠蹊中的淋巴結腫脹，使人疼痛難耐，直到這些腫大的淋巴結撐破皮膚表面。若不治療，存活率大約是三分之一。但這還只是感染淋巴系統的鼠疫桿菌，如果耶氏桿菌進入肺部，經由空氣傳播開來，十個人中會有九個死亡，因為空氣傳播的時候，鼠疫桿菌不只更致命，也更容易傳染！

歐洲之所以爆發疫情，一般認為源頭最有可能是一三四七年秋天停靠在義大利梅西納的熱那亞商船船隊。當船隊抵達港口時，多數船員不是早已死亡，就是奄奄一息；有幾艘船甚至連進港都做不到，因為船員都重病到無法掌舵，船隻便擱淺在沿岸。趁機洗劫這些失事船隻的人，收穫可是遠超出預期，而他們把鼠疫帶上岸後，幾乎每個他們碰到的人也都染上這個出乎意料的疾病。

一三四八年，西西里島的一名公證人加布耶拉．德穆西（Gabriele de'Mussi）描述該疾病如何從船隻散播到沿岸居民身上，再朝內陸擴散開來：

唉！我們的船隻入港，但千名水手中，僅十人存活。我們抵達家門，親朋好友……自各地來訪。何等不幸啊，因為我們擲向他們的正是死亡之鏢！……他們回到自己家裡，不久也傳染給全家人，三日內便感染身亡，合葬於同一處。

隨著疾病在城鎮間散播開來，民眾開始感到恐慌。人們發起守夜祈禱，點燃篝火，教堂裡擠滿群眾；大家無可避免地當然會想找代罪羔羊：最初是猶太人，接著是女巫。但圍捕這些人，再活活燒死，卻也無法阻止瘟疫致人於死的蔓延。

4. 耶氏桿菌（*Yersinia pestis*），是以法國細菌學家亞歷山大．耶爾辛（Alexandre Yersin,1863-1943）名字命名，他是在一八九四年在香港，從鼠疫病患的淋巴結裡分離出一種鼠疫桿菌。

有意思的是，猶太人之所以免於瘟疫侵襲，有可能是因為他們恪守逾越節相關的傳統習俗，而因此保護他們居住的地區免於染疫。逾越節是為期一週的節日，紀念猶太人逃離在埃及遭奴役的日子。由於期間必須恪守傳統，猶太人不吃發酵麵包，家裡也看不到半點發酵麵包的蹤影。在全球的許多地區，尤其是歐洲，逾越節期間連小麥、穀類，甚至是豆類都會被丟棄。紐約大學醫學中心的內科教授馬丁・布雷瑟（Martin J. Blaser）醫師認為，這種以貯存穀類為對象的「春季大掃除」，可能有助於猶太人免受腺鼠疫危害，因為這麼做會減少他們接觸到覓食老鼠的機會，也就是那些身上帶有病原的老鼠。

當時，患者和醫生都對病因究竟是什麼毫無頭緒。光是需要埋葬的屍體數量，就讓各地社區招架不住了。這點當然要歸咎於瘟疫的散播方式，因為老鼠以受感染的死屍為食，跳蚤則從受感染的老鼠身上獲得養分，於是，就有更多人因為被帶有感染原的跳蚤叮咬而染上鼠疫。一三四八年，義大利西恩納居民安紐洛・迪圖拉（Agnolo di Tura）寫道：

父親棄子、妻子棄夫、手足互棄，皆因此疾似以氣息與雙目所及之景象，侵襲眾人。眾人因而身亡。金錢抑或友誼，皆無法求得任何人安葬死者。共處一室之家屬竭盡所能將死者運至深坑，既無神父，亦無禱詞……無數大坑挖畢，堆滿無數交織層疊之死者。不分日夜，上百人相繼逝去……深坑一經填滿，便再挖更多深坑……而我安紐洛．迪圖拉，人稱胖子，已親手埋葬五名親骨肉。城市各處亦有掩覆死者之土少得可憐，群狗將之拖出，狼吞虎嚥多具屍骸。無人哭悼死者，因眾人皆等待死亡降臨。逝者何其多，人人無不以為末世已然來到。

結果，這場鼠疫並非世界末日，也沒有害死全球或甚至是歐洲的所有人。就連受感染的人也不是每個人都死掉——為什麼呢？為什麼有些人死了，其他人卻倖存下來了？

呼之欲出的答案，可能就跟艾倫．戈登終於找到自己健康問題的答案一樣——也就是鐵！

新研究指出，**一個族群體內的鐵質愈多，這些人就愈容易感染鼠疫**。過去，健康成年男性的患病風險比其他任何人都還要來得高，因為老幼人口往往營養不良，就相當於缺鐵，成年女性則由於月經、懷孕、哺乳，鐵質會定期流失。正如愛荷華大學的教授史帝芬・艾爾（Stephen Ell）寫道，「體內的鐵質含量反映出死亡率。基於這點，成年男性患病風險最高，（因月經導致鐵質流失的）女性以及孩童、老人則比較不會患病。」事情可能真的如此。

雖然我們沒有可信的十四世紀死亡率紀錄，但許多學者都認為，正值壯年的男子最容易染疫。更近期——不過依然是很久以前——爆發的鼠疫則有可靠的死亡率紀錄，證明了健康成年男性更容易染疫的看法確實無誤。針對一六二五年英國聖博托爾夫教區疫情的研究指出，年齡介於十五到四十四歲之間的男性，死於鼠疫的人數與同年齡層的女性相比，是二比一。

那再回來看血鐵沉積症。血鐵沉積症患者身體系統含有那麼多的鐵質，應該就會像磁鐵一樣，很容易吸引傳染病，尤其是鼠疫，對吧？

錯了。

還記得剛生病時，人體會出現鎖住鐵質的反應嗎？原來，血鐵沉積症患者體內會把鎖住鐵質的狀態永久維持下去。人體吸收的過量鐵質會散布到全身，卻不是散布到各處。雖然多數細胞最終都會吸收過多的鐵，其中一種特定細胞具有的鐵質含量卻遠比正常數值要低。事關鐵質的時候，血鐵沉積症會吝嗇對待的細胞是一種白血球，稱為**巨噬細胞**。巨噬細胞是免疫系統的警車，會在人體各系統中巡邏，尋找惹是生非的對象，找到後就會圍捕，試著制服或就地處決，再帶回位於淋巴結的警局。

在非血鐵沉積症患者的體內，巨噬細胞含有大量的鐵。像結核病等多種感染原，都能利用巨噬細胞內的鐵滋養自身、進行增殖（人體就是想藉由鎖住鐵質的反應，試圖防範這種情況）。因此，當正常的巨噬細胞為了保護人體，把某些傳染原聚在一塊，便在無意間給了這些傳染原機會，可以像特洛伊木馬般獲得能生長得更茁壯的鐵。等到這些巨噬細胞到達淋巴結時，警車上的入侵者已經全副武裝，危險十足，能夠利用淋巴系統遊遍全身。這正是感染腺鼠疫的過程：這種疾病的特徵為腫大和脹破的淋巴結，正是鼠疫桿菌接管人體免疫系統，為己所用而導致的結果。

歸根究柢，有些感染會致人於死，有些感染卻比較溫和，其實最終都取決於傳染病原在我們巨噬細胞中獲得鐵質的能力。人體免疫系統透過抑制感染，防止感染散播開來的時間愈久，就愈能找到其他用來戰勝感染的手段，例如抗體。如果巨噬細胞缺鐵，就像血鐵沉積症患者一樣，將帶來額外優勢，因為這些巨噬細胞不只能將傳染原隔離，使其無法前往人體的其他地方，也能讓這些病原餓死。**新研究證實，缺鐵的巨噬細胞，確實是免疫系統裡拳腳驚人的李小龍**。在一組實驗中，來自血鐵沉積症患者以及非血鐵沉積症患者身上的巨噬細胞，分別置於含有細菌的培養皿中，以檢測兩者的殺菌能力。結果，血鐵沉積症的巨噬細胞把細菌徹底擊垮了：由於這些巨噬細胞限制細菌所能取得的鐵質，對抗細菌的能力遠勝過非血鐵沉積症的巨噬細胞。

這讓我們回到了開頭。為什麼你要吃下保證四十年後會害死自己的藥？因為這種藥會保證你明天還活著。

那麼，為什麼我們會選擇使身體鐵質超載，讓自己活不過中年的基因呢？因為這個基因會保護我們，免受一種讓人未到中年就喪命的疾病所感染。

血鐵沉積症是遺傳突變所造成的病症，當然比鼠疫還早出現。近期研究指出，血鐵沉積症源於維京人，隨著維京人在歐洲沿海展開殖民，散播到了北歐各地。這種疾病可能是原先居住在嚴苛環境的營養不良族群，為了盡可能減少缺鐵所造成的影響，才逐漸演化出來的機制（若真是如此，一般人可能會預期居住在缺鐵環境中的所有人口都會患有血鐵沉積症，但實則不然）。有些研究人員推測，血鐵沉積症的女性患者可能會受益於從飲食中吸收更多的鐵質，因為這些鐵質能讓她們避免因生理期而貧血。如此一來，她們又能生更多孩子，而這些小孩身上也帶有血鐵沉積症的突變。也有人更大膽猜測：維京男性的好戰文化讓他們時不時就失血，可能得以抵消血鐵沉積症帶來的負面影響。

隨著維京人在歐洲沿海定居下來，血鐵沉積症的突變可能透過遺傳學家所稱的**奠基者效應**（founder effect），提高了出現的頻率。這種效應是指，當人口偏少的族群在無人居住或與世隔絕的地區定居時，接連數代都會出現頻繁的近親通婚。像這樣的近親通婚，幾乎就保證任何在幼年時期不會致命的突變，都會留存於該族群絕大都數的人身上。

然後，在一三四七年，腺鼠疫開始橫行歐洲。身上帶有血鐵沉積症突變的人，多虧了體內缺鐵的巨噬細胞，對這種傳染病格外有抵抗力。於是，儘管血鐵沉積症在數十年後會害死患者，但比起沒有血鐵沉積症的人，前者有更高的機會能捱過鼠疫、繁衍後代，再將突變傳給孩子。

當某個族群中的多數人都無法活到中年時，如果有基因特徵雖然在活到中年時就會害死自己，卻能提高自己活到中年的機率，那可是求之不得啊。

這場稱為黑死病的大流行是歷來爆發最知名也最致命的腺鼠疫疫情，但歷史學家和科學家都認為，直到十八或十九世紀，歐洲幾乎每個世代都曾經歷過零星爆發。假如血鐵沉積症讓初代帶因者在當時的鼠疫中存活下來，結果提高了人口中出現這種突變的頻率，上述相繼出現的疫情爆發可能加劇了這種影響，而在其後三百年間，每次鼠疫捲土重來，就更進一步讓血鐵沉積症的突變混入北歐和西歐的人口當中。血鐵沉積症帶因者可能因為帶有這種突變而得以抵擋鼠疫，於是人口比例便日益增長，這可能也說明了為什麼後續的瘟疫都不如一三四七年到一三五〇年的大流行那麼致命。

以上對血鐵沉積症、疾病感染、鐵質的新見解，促使眾人重新評估兩種由來已久的療法，其中一種非常古老，卻幾乎不再被採信；另一種則較為近代，卻幾乎不容置疑。前者是放血，再次重回醫學舞台；後者是鐵劑——特別是針對貧血的鐵劑——在許多情況下都重新被納入考量。

放血是歷史上最古老的療法之一，沒有其他療法比放血還有更長或更複雜的歷史紀錄了。放血最早的紀錄出現在三千年前的埃及，十九世紀則最為盛行，卻在過去百年間被徹底貶為幾近野蠻的療法。史書曾記載，在兩千多年前，敘利亞醫生會利用水蛭放血；也曾描述在十二世紀，偉大的猶太學者邁蒙尼德（Moses Maimonides）擔任埃及及蘇丹薩拉丁（Saladin）的御醫時，便採用放血來治療。來自亞洲、歐洲、美洲的醫生和薩滿，都曾使用五花八門的工具，例如削尖的樹枝、鯊魚牙、小型弓箭，來為病患放血。

在西方醫學中，這種療法源自希臘醫學家蓋倫（Galen）的想法，他採行的理論是人有四種體液：血液、黏液、黑膽汁、黃膽汁。根據蓋倫和承襲他觀念的知識分子，所有疾病都是源自這四種體液的失衡，醫生的工作就是要透過禁食、清腸、放血，讓這些體液恢復平衡。

不少古老醫學著作都詳盡描述要如何放血，以及該放多少血。在一五〇六年的一本醫學書籍裡，圖示就指出人體應該用來放血的地方各有四十三處——光是頭部就有十四處。

數世紀以來，西方人要放血的話，就得去理髮店。事實上，理髮店門口的轉筒便是源自放血的標誌，頂端的黃銅蓋代表裝水蛭的碗盆，底部的黃銅蓋則代表讓血集中流入的器皿。而紅白螺旋則來自中世紀的理髮師放血後，會把洗好的繃帶掛在桿子上晾乾，繃帶會隨風纏在一塊，在桿上繞成一圈圈螺旋狀。至於為什麼理髮師是當時的外科醫生呢？那是因為他們才是有剃刀可用的人啊。

放血在十八、十九世紀最為盛行。根據當時的醫學文獻，如果醫生看你有發燒、高血壓或水腫的症狀，你會被放血；如果你有發炎、中風或神經紊亂的症狀，你就會被放血；如果你出現咳嗽、暈眩、頭痛、酒醉、痲痺、風濕或呼吸急促的情形，你也會被放血。雖然聽起來可能很瘋狂，但就算你身上出血了，也會被放血。

現代醫學科學一直對放血存疑，原因眾多，至少有些理由確實不無道理。首先，十八、十九世紀那種放血可醫百病的觀念就相當可疑了。

喬治．華盛頓因喉嚨感染而病倒時，醫生採取的治療是在僅僅二十四小時內，放了他至少四次血。至今，我們仍然不清楚華盛頓究竟是真的死於感染，還是失血所導致的休克。十九世紀的醫生會一再為病患放血，直到他們昏厥，而醫生都把昏厥的結果當成是自己放了剛剛好的血量。

經過了數千年，在二十世紀初，放血這種療法被徹底打入冷宮。不只是醫學界，甚至連一般大眾都認為，放血是近代醫療科學出現以前的所有野蠻手段象徵。如今，就像其他許多事物一樣，新研究也指出，全面打壓放血療法，這種判斷可能操之過急了。

首先，目前已經十分清楚放血，或現今所稱的靜脈切開術，是血鐵沉積症患者的首選療法。血鐵沉積症患者定期放血，可將身體系統內的鐵質降到正常含量，避免鐵質在體內器官累積，帶來嚴重損害。

不只是血鐵沉積症，醫生和研究人員也都在探討，是否能把靜脈切開術視為針對心臟疾病、高血壓、肺水腫的輔助療法。甚至連我們以前完全摒棄的放血治療，也有了不同的解讀。新證據顯示，適度放血可能會帶來有益的效果。

加拿大生理學家諾曼・卡斯汀（Norman Kasting）發現，動物流血時會促使體內釋放血管升壓素（vasopressin），這種荷爾蒙會讓動物退燒，並刺激免疫系統加速運作。上述關聯並未在人類身上獲得明確證實，但在歷史紀錄中，出現過不少放血和退燒有關的情形。放血可能也有助於對抗感染，因為放血減少了讓入侵者能利用的體內鐵質含量，進而有助於在人體察覺到出現感染後，自然就出現把鐵質藏好的反應。

其實仔細想想，全球各地的人持續採用了靜脈切開放血術數千年，光是這點大概就顯示出，**這種療法可或多或少帶來正面的結果**；否則，假如每個接受放血治療的人都死了，負責治療的人很快就會失業了。

毫無疑問的一點是，「現代」醫學棄之不用的一項古老療法，卻是危及數千條人命的疾病的唯一有效療法。醫界因此得到一個簡單教訓：他們不懂的事情，遠比懂的事多得多。

⊕

鐵是好東西，鐵是好東西，鐵是好～東～西。

不過，你現在知道了，就像天底下所有的好東西一樣，當談到鐵質時，最好還是適量、適量、再適量。但直到最近，當前的醫學思維才認清了這點。而在過去，鐵卻被視為對人體有益，因此愈多愈好。

約翰．莫瑞（John Murray）醫生與妻子一同在索馬利亞的難民營工作時，注意到許多遊牧民族雖然普遍患有貧血，而且反覆接觸各種致命病原，包括瘧疾、結核病、布氏桿菌等，卻沒有出現明顯的感染症狀。對於這種反常現象，他決定先採用鐵劑治療部分的族人。果不其然，他為了治療部分遊牧民的貧血，給予補鐵劑，結果病菌感染突然就占了上風——服用鐵劑的遊牧民，感染率一飛沖天。原來，這些索馬利亞遊牧民族若不是患有貧血，身體根本抵擋不了病菌感染：他們過去之所以抵擋得住，是因為他們貧血；也就是他們身體全力鎖住了鐵質。

三十五年前，紐西蘭的醫生按照慣例，為毛利寶寶注射補鐵劑。他們自以為毛利人（紐西蘭原住民）飲食不良、缺乏鐵質，於是寶寶會有貧血。結果，注射了補鐵劑的毛利寶寶，得到可能致命感染的機率高了七倍，這些感染包括了敗血症和腦膜炎。其實就跟成人一樣，嬰兒體內也會隔離可能有害的細菌，這些菌株通常都在身體的控制之下。但當醫生給了這些寶寶補鐵劑後，就等於是給了細菌強力助燃劑，結果就是帶來悲劇。

不只是注射補鐵劑會導致感染更加嚴重，添加鐵質的食物也會成為細菌的食糧。許多幼兒可能腸道內會有肉毒桿菌的孢子（蜂蜜可能含有孢子，因此父母被告誡說不要餵嬰兒吃蜂蜜，這就是其中一個原因，特別是在寶寶滿一歲之前），如果孢子發芽，可能會帶來致命後果。一項研究探討了加州六十九件嬰兒肉毒症的病例，結果顯示出嬰兒身上的肉毒桿菌是否會致命，有一個關鍵差異：**嬰兒如果喝添加鐵質的配方奶，而非母乳，發病的年齡更早，身體也因此更虛弱**。其中十件死亡案例的嬰兒，生前全都是喝添加鐵質的配方奶。

順帶一提，為了防止另一項生存威脅，而使得自己在基因庫中的地位提升的遺傳疾病，不是只有血鐵沉積症和貧血而已，那些遺傳疾病也不全與鐵質有關。僅次於血鐵沉積症，歐洲人身上第二常見的遺傳疾病是**纖維囊腫**（cystic fibrosis）。這種可怕疾病會影響身體的不同部位，是會讓人器官衰竭的嚴重疾病。纖維囊腫患者大都英年早逝，通常死於與肺相關的疾病。

纖維囊腫的成因是叫作CFTR的基因出現了突變，當人體具有一對突變基因便會發病；而只擁有一個突變基因的人是帶因者，但不會罹患纖維囊腫。一般認為，歐洲後裔至少有百分之二的人是帶因者，因此從遺傳學的角度來看，這種突變算是相當普遍。

新研究認為，**身上帶有一個會導致纖維囊腫的突變基因的人，似乎能避免罹**

患肺結核。結核病又稱肺癆，染上這種病會讓病人如同由裡到外徹底被吞噬殆盡。在一六〇〇至一九〇〇年間，歐洲的所有死亡人口中，肺結核占了兩成，可說是極為致命的疾病。這也讓任何有助於人類不受肺結核威脅的基因，顯得深具吸引力，並能徜徉在人類的基因庫中。

⊕

艾倫．戈登首次出現血鐵沉積症狀時，正開始為沙漠馬拉松受訓，準備參加這項會累垮人的橫越撒哈拉大約兩百五十公里的長跑。但歷經了三年來日益惡化的健康問題、令人洩氣的檢測、不準確的診斷結果，他才終於曉得自己身體出了什麼毛病。當艾倫瞭解後，醫生告訴他，若不治療，他只剩五年可活。

如今，我們知道艾倫所受的苦，是來自歐洲後裔身上最常見的遺傳疾病的影響，也就是血鐵沉積症，而這種疾病很可能曾幫助他的祖先在瘟疫大劫中存活下來。

如今，藉由放血這種世上最古老的療法之一，艾倫已經重拾健康了。

如今，我們也更瞭解人體、鐵質、感染，以及血鐵沉積症和貧血等疾病之間的複雜交互關係。

凡殺不死我們的疾病，必使我們更強大。

這大概是艾倫．戈登在二〇〇六年四月二度完成撒哈拉沙漠超級馬拉松時的某些體悟——他完賽時，距離當初醫生對他預測的大限時日，已經過了幾個月。

CHAPTER 2

血糖的祕密

在現今會致命的疾病，

在過去居然能帶來好處？

世界衛生組織估計，全球的糖尿病患者有一億七千一百萬人——這個數字預計到了二〇三〇年會翻倍。

我們應多少都有認識糖尿病患者，也必定聽過罹患糖尿病的名人：荷莉．貝瑞、戈巴契夫、喬治．盧卡斯全都患有糖尿病。糖尿病是全球最常見的慢性病之一，也正日益普及。

糖尿病的問題在於人體與糖分之間的關係，尤其是已知為血糖成分的葡萄糖。人體分解食物中的碳水化合物後，就會產生葡萄糖。葡萄糖是生存不可或缺的物質，不只為大腦提供燃料，也是製造蛋白質的材料，還是人在需要能量時所用的原料。有了胰臟製造的荷爾蒙胰島素幫助，葡萄糖會儲存在肝臟、肌肉、脂肪細胞（把這些想成是你體內專屬的石油輸出國家組織），等著必要時被轉換成燃料。

糖尿病的英文全名其實是diabetes mellitus，字面上的意思就是「流出如蜜般的甜液」。糖尿病最先顯現的症狀之一，就是會排出大量含糖的尿液。數千年來，仔細觀察的人都注意到糖尿病患者的尿液聞起來（和嘗起來）特別甜。中國古代醫生正是靠觀察螞蟻是否受某人的尿液所吸引來做出診斷，並監控糖尿病患者的症狀。

在糖尿病患者的體內，胰島素協助人體利用葡萄糖的過程遭到打斷，以至於血液中的糖分累積到危險的濃度。倘若不控制血糖，這些異常的血糖值可能會導致急性脫水、昏迷、死亡。就算糖尿病患者嚴密控制血糖，長期下來仍會引發慢性併發症，包括失明、心臟病、中風，以及通常會導致壞疽和不得不截肢的血管疾病。

糖尿病主要有兩大類，第一型糖尿病和第二型糖尿病，而根據患者通常會被診斷出來的年紀，又分別稱為「幼年型糖尿病」和「成年型糖尿病」（成年型糖尿病正逐漸變成不合適的名稱：由於兒童肥胖率不斷飆升，以致愈來愈多的孩童罹患第二型糖尿病）。

有些研究人員認為，第一型糖尿病屬於自體免疫疾病，也就是人體本身的防禦系統把某些細胞誤認成外來入侵者，於是開始摧毀這些細胞。以第一型糖尿病的情況來說，這場雙方原非敵人的戰爭，犧牲的細胞正是胰臟內負責製造胰島素的細胞。沒有胰島素，就代表身體的血糖精鍊廠正式停工。截至目前為止，要治療第一型糖尿病，只能靠每天注射胰島素，這通常是採自行施打的方式，不過患者也可以選擇動手術，植入胰島素幫浦。除了每天注射胰島素外，第一型糖尿病患者也需要時時刻刻注意血糖值，嚴格控制飲食，建立規律運動習慣。

至於第二型糖尿病，患者的胰臟依然會製造胰島素，有時甚至達到高濃度，但胰島素產量可能終究還是太少，或是體內其他組織產生抗性，導致人體難以吸收和轉換血糖。第二型糖尿病患者由於身體依然在製造胰島素，往往可以不需要注射胰島素，而是結合服用其他藥物、注意飲食、運動、減重、監控血糖值的多種方法來控制病情。

還有第三型糖尿病，因為是出現在孕婦身上，所以稱為妊娠糖尿病。妊娠糖尿病一般都是暫時性的，孕期結束後往往就會痊癒。妊娠糖尿病也可能導致新生兒患有**巨嬰症**（嬰兒太過肥胖），原因出在母親血中多出來的糖分都穿過胎盤，提供胎兒養分。有些研究人員認為，這一型的糖尿病可能是因為飢餓的胎兒想要媽咪在「餐桌」上堆滿甜滋滋的葡萄糖，才「刻意」引發的症狀。

那麼，糖尿病的成因是什麼呢？老實說，我們還不完全瞭解。原因眾多又錯綜複雜，可能牽涉到遺傳、感染、飲食、環境因子。最起碼，遺傳絕對導致某些人擁有容易受其他因子引發糖尿病的體質。就第一型來說，引發糖尿病的因子可能是病毒或甚至是環境；至於第二型糖尿病，科學家則認為，許多人是由於不良飲食習慣、缺乏運動而導致肥胖，進而自行扣下扳機，引發了這種疾病。但很清楚的一點是，第一型以及特別是第二型糖尿病之所以會出現，遺傳難辭其咎。而就本章探討的目的來說，這點才真正開始讓討論熱絡起來。或者更精確來說，是冷卻下來，你晚點就會知道為什麼了。

第一型和第二型糖尿病的盛行率之所以有天壤之別，多半是出自地理發源地的差異。儘管第二型糖尿病似乎與遺傳基因比較有關，卻也受到生活型態的影響。這一型的糖尿病患者中，百分之八十五都偏肥胖；這表示第二型糖尿病目前在已開發國家中更為普遍，因為民眾容易取得高熱量、低營養的垃圾食物，代表肥胖的人比以前要多太多了，不過，顯然易罹患第二型糖尿病的體質，在各個族群中似乎都存在。雖然某些族群的發病率確實較高，但就連這點也往往與高比例的肥胖人口脫不了關係。舉例來說，美國西南部的皮馬印地安人罹患糖尿病的比例高得驚人——占了近半數的成年人。他們過去狩獵採集的生活型態，可能讓身體的新陳代謝更適合阿金飲食法（Atkins diet），而不是歐洲農民數世紀賴以為生的高碳水化合物、高糖飲食方式。

第一型糖尿病就不同了，這種糖尿病在北歐後裔身上最為常見。芬蘭是全世界幼兒型糖尿病發病率最高的國家，瑞典排名第二，英國和挪威並列第三。愈往南方，發病率就愈降愈低；在單一血統的非裔、亞裔、西班牙裔的後代身上，則罕見到了極點。

如果某種疾病至少部分成因是來自遺傳，也明顯更常見於特定族群，就該朝演化的方向皺眉懷疑，開始提問，因為這幾乎肯定代表，這種如今會致病的特徵，某種層面上一定曾幫助該人口族群的祖先，在演化戰爭前線的某處存活下來。

就血鐵沉積症的例子來說，我們知道這種疾病大概是藉由不讓致命細菌得到生存所需的鐵質，保護帶因者不受鼠疫感染。

那麼糖尿病到底可以為我們帶來什麼好處？要回答這個問題，得先再次回憶往昔，展開歷史之旅，但這次橫跨的尺度不是幾世紀，而是以千年為單位。穿好滑雪外套，我們即將前往冰河期。

大約五十年前，在研究全球氣候的科學家認知裡，大規模氣候變遷是以極為緩慢的速度進行。而今日，當然了，不論是美國前副總統高爾，還是茱莉亞·羅勃茲等人，都極力想讓大眾明白，人類有辦法在短短數個世代內就造成氣候劇變。但在一九五〇年代以前，多數科學家都認為，氣候變遷要花上數千年，甚至還可能長達數十萬年的時間。

不過，這不代表他們不接受北半球曾一度覆蓋在冰河與冰原之下的看法，他們只是堅持相信冰河就該像它們該有的樣子笨重地移動：耗費數宙（eon）般的長時間前進，又花上幾世（epoch）的短時間後退。人類當然不必擔心，因為絕對不會有人被高速移動的冰河輾過。如果大規模氣候變遷將帶領我們進入新的冰河期，我們還會有數十萬年的時間可以找出解決辦法。

那時，當然也有些抱持相反意見的人唱反調，但科學界多數人幾乎都不怎麼理睬。一八九五年，天文學家安德魯．艾利考特．道格拉斯（Andrew Ellicott Douglass）在美國亞利桑那州工作時，為了尋找證據，最先開始砍樹，想看看樹木是否有受到一種特定太陽活動的影響，也就是稱為太陽黑子[5]的週期性變化的影響。他從未找到證據，最後卻發明了**年輪學**——以科學方式研究年輪，尋找關於過去的線索。他最先觀察到的一種現象是，年輪在寒冷或乾燥的年份會偏細，潮濕或溫暖的年份則會偏粗。於是，他一次回溯一圈年輪，反推時間，發現大約在十七世紀，有一場持續上百年的氣候改變，那段時期的溫度急遽下降。科學界對此的反應是異口同聲表示「怎麼可能」。

然而道格拉斯的年輪學研究，在氣候變遷學界一向乏人問津，不過根據哥倫比亞大學的洛伊德．柏克爾（Lloyd Burckle）博士所言，道格拉斯不只提出正確的觀點，而他所提出的百年寒冷期，甚至促成了世界上一些美妙音樂的誕生；因為歐洲手藝超群的小提琴製作師，包括知名的史特拉第瓦里（Antonio Stradivari）在內，他們之所以能做出音色絕妙的樂器，正是採用了在這段百年嚴寒期生長的樹木，因其木材皆為高密度：密度較高是因為天氣寒冷，樹木生長就會趨緩，年輪也因此較為細密。

快速氣候變遷可能發生的證據也正日益累積。在瑞典，研究湖底淤泥沉積層的科學家就發現了證據，證明氣候變遷發生得遠比當時認為的還要快。這些科學家在僅一萬兩千年前的淤泥芯樣本中，發現了一種北極野花**仙女木**（Dryas octopetala）的大量花粉。仙女木一般生長於北極地區，只有在嚴寒時期，才會真的在歐洲各地盛放。

一萬兩千年前，瑞典到處可見這種小花，似乎透露了緊隨在上一次冰河期之後的溫暖天氣，被一次氣溫陡降所打斷。為了紀念這種洩密的野花，科學家將這次再現的嚴寒氣候命名為**新仙女木期**（Younger Dryas）。當然了，由於受到科學

---

5. 太陽黑子，亦稱日斑，是太陽光球上的臨時現象，它們在可見光下呈現比周圍區域黑暗的斑點。

界的主流思維影響，就連這些科學家也認為，所謂新仙女木期的「快速」發生，也花了一千年左右的時間。

這種普遍認知對科學界究竟造成多大的寒蟬效應，實在不容小覷。當時的地質學家認為，現在是解開過去的關鍵，假如氣候今天是如此運作，那昨天也會如此運作。這種觀念稱為**均變論**，正如物理學家史賓瑟．維爾特（Spencer Weart）在二〇〇三年出版的著作《全球暖化大發現》（*The Discovery of Global Warming*）中指出，均變論是當時科學家奉行的指導原則：

> 二十世紀大半時間，地質學家將均變論的原則奉為圭臬，視為地質學的根本基石。就人類的經驗而言，氣溫顯然沒有在千年內大幅升降，因此，根據均變論的原則，便能宣稱如此的變化在過去也從未發生。

當你確信某個東西不存在，就不會去找了，對吧？而且，因為大家都很有把握全球氣候變遷至少要花上一千年，根本沒有半個人會特地採用變遷速度可能更快的角度來看待證據。那麼剛才那些研究湖底泥層，最先假設新仙女木期在千年內「快速」發生的瑞典科學家呢？他們研究的是橫跨幾世紀的多個大塊淤泥，從未檢視小到足以顯示變遷更快速的樣本。新仙女木期席捲北半球的速度遠比這些科學家認為的還要快，證據就擺在眼前，他們卻被自己先入為主的觀念蒙蔽了雙眼。

⊕

到了一九五〇和六〇年代，緊抓著科學家不放的均變論開始放鬆了力道，或至少改變了握法，因為科學家逐漸瞭解，災變事件是有可能會帶來快速變遷的結果。一九五〇年代末期，芝加哥大學的戴夫・富爾茲（Dave Fultz）運用模擬大氣運動的旋轉流體，建立地球大氣層的模型。這些流體當然是以穩定的重複模式運動——除非有受到擾動。若真是如此，就算是最小的干擾也會在氣流中產生大規模的變化。這完全稱不上是證據，卻無疑強而有力地顯示出，現實世界的大氣層容易產生劇變。其他科學家建立的數學模型，同樣也指出快速變動有可能發生。

隨著科學家發現新證據並重新檢視舊證據，學界的共識開始有所演變。到了一九七〇年代，科學家一致同意，氣溫變化和氣候變遷導致冰河期出現和結束，可能會發生在僅僅數百年間。以千年計算的單位遭到淘汰，輪到以百年計算的單位登場。百年成了新定義的「快速」。

科學家對於發生時間有多長達成了新的共識，但對於如何發生，看法卻大相逕庭。或許是甲烷從苔原沼澤的氣泡中冒出，困住了太陽的熱能；也許是冰層自南極地區斷裂，導致海洋降溫；還有可能是冰河融化流入北大西洋，產生一大片淡水湖，突然阻斷了將熱帶暖流送往北方的洋流。

冷冰冰的確實證據最終是在堅實的寒冰中找到——再適合也不過了。

一九七〇年代早期，氣候學家發現，歷史氣候模式數一數二完善的紀錄，就存檔在北格陵蘭的冰河和冰原內。要取得這些紀錄，可是既艱辛又危險，如果你想像的是典型穿著白袍，在實驗室拿老鼠做實驗的模樣，那請你最好再重新想想。這可是難度最高的極限運動：一個跨國的博士級團隊，跋涉數哩冰原，爬升數千呎，拖著幾噸重的機器，還要忍受高山症和寒冷刺骨的氣溫，最終才能鑽取到約三公里深的冰芯。不過，這一切換得的獎賞，是未受汙染且清晰分明的年降雨量和歷史氣溫紀錄，數千年來都未遭破壞，只要做點化學分析，就很樂意透露出祕密。但前提當然是要親自去一趟才行。

到了一九八〇年代，這些冰芯無庸置疑證實了新仙女木期的確存在：大約在一萬三千年前，氣溫開始驟降，持續了一千多年。但怎麼說這都只是冰山一角。一九八九年，美國展開調查遠征，在約三公里厚的格陵蘭冰層一路鑽到底，得到代表十一萬年氣候歷史的冰芯。僅三十二公里外，一組歐洲團隊也在進行類似研究。四年後，兩支團隊都追根究柢，釐清了真相，於是「快速」的意義又有了改變。

兩者的冰芯都顯示，最後一次冰河期的新仙女木期，僅僅三年內就結束了。從冰河期到非冰河期，沒有經過三千年，也沒有經過三百年，而是三年。此外，冰芯還揭露，新仙女木期最初發生時只用了十年。這次，證據一清二楚——快速氣候變遷這件事再真實不過了。氣候變遷快到科學家不再用「快速」一詞來形容，而開始採用像「突發」和「猛烈」來描述。維爾特博士在二〇〇三年的著作中如此總結：

一九五〇年代的科學家認為，氣溫要有所波動需要數十萬年，一九七〇年代的科學家認為要花上數千年，一九八〇年代的科學家則認為要數百年，現在卻發現只需要數十年。

事實上，過去十一萬年來，像這樣突發性的氣候變遷已經發生了二十幾次，而唯一真正的穩定期是過去一萬一千年左右。原來，現在不是瞭解過去的關鍵，而是例外。

最有可能導致新仙女木期出現的元凶，以及造成歐洲各地突然降回冰河期氣溫的原因，是位於大西洋的洋流「輸送帶」（或稱溫鹽環流）遭到破壞。洋流輸送帶正常運作時，或至少跟我們曉得的同樣方式運作時，會將來自熱帶的暖流經由海洋表面帶往北方，洋流降溫後，熱海水的密度提高，因而下沉，經由海洋深處帶往南方，回到熱帶地區。在這種情況下，即便英國和西伯利亞幾乎位於同一緯度，前者的氣候卻會較為溫和。但如果這條洋流輸送帶被打斷，假設是從格陵蘭冰層融化流下的大量淡水注入海中，沖斷了洋流，就可能會對全球氣候造成劇烈衝擊，使歐洲變成嚴寒極地。

⊕

就在新仙女木期降臨前，歐洲人的祖先過得相當不錯。科學家利用DNA追溯人口遷徙的過程，證明了當時北歐人口爆炸，原因是曾經從非洲向北遷徙的人口，這時再次北遷至新仙女木期至前一次冰河期之間還不宜居住的歐洲地區。那時的平均氣溫幾乎就和現在一樣溫暖，冰河曾一度矗立的地區，處處碧草如茵，人口興盛。

然後，自上次冰河期結束時就一直持續回溫的趨勢很快就逆轉了。在僅僅約十年間，年均溫驟降了將近攝氏十七度。由於海水結冰，形成冰冠，海平面下降了數百呎。森林草原急遽減少，海岸線淨是數百哩長的冰。南至西班牙與葡萄牙，冰山隨處可見。如高山般的巨大冰河再次朝南方邁進，新仙女木期就此降臨，全世界風雲變色。

儘管人類會存活下來，氣溫驟降所帶來的短期衝擊卻宛如災難，尤其是對那些北遷的人口。不到一個世代的時間內，從這些人建造的住屋到打獵的習慣，幾乎每一種承襲而來的生存技能都不足以應付眼前的情況。成千上萬的人口幾乎肯定是落到凍死或餓死的下場。以放射性碳定年法測定的考古遺址提供了清楚的證據，顯示北歐人口銳減，選擇定居此地的人數和其他人類活動也急遽減少。

但人類顯然存活下來了，問題就在於，人類是怎麼辦到的？人類之所以能存活，一部分當然要歸功於社會性的適應：許多科學家都認為，新仙女木期促使狩獵採集社會瓦解，也刺激了最初的農業發展。那生物學上的適應和天擇又是怎麼回事呢？科學家認為，有些動物將與生俱來的能力臻至完美，以便熬過這個時期的嚴寒天氣，特別是木蛙，晚點會再回來談這種動物。既然如此，那人類怎麼會是例外呢？

就像歐洲人口可能「篩選」出血鐵沉積症的基因，是因為這種基因讓帶因者能抵抗鼠疫，有沒有可能其他某種遺傳特徵也為帶因者提供了超群優越的禦寒能力？要回答這個問題，先來瞭解一下寒冷對人類有何影響。

二〇〇二年七月，美國棒壇傳奇球星泰德‧威廉斯（Ted Williams）死後立刻被送上機，飛往亞利桑那州斯科茨戴爾的水療中心報到，讓人剪髮刮鬍，再急速冷凍。當然了，這不是什麼典型的亞利桑那水療中心，而是阿爾科生命延續公司（Alcor Life Extension）的人體冷凍實驗室，威廉斯來此報到，是為了可預見的未來。根據他兒子的說法，威廉斯期望這種未來的醫學也許能讓自己死而復生。

阿爾科公司將威廉斯身首分離，在頭上鑽了幾個一角硬幣大小的洞，再置於一桶液態氮中，以攝氏零下一百九十六度左右的溫度冷凍起來（他的身體則保存在另一個冷凍櫃裡）。阿爾科公司在宣傳手冊上表示，「成熟的奈米技術到了二十一世紀中葉」，也許能夠讓冷凍的遺體死而復生，但手冊中也提到，人體冷凍技術是採「後進先出的程序，因此最先被冷凍的人可能要等待漫長的時間」。

這麼一來，那就會是非常漫長的一段時間，就好像……永遠不會發生。而且可惜的是，對威廉斯和其他在阿爾科實驗室以超低溫冷凍的六十六具屍體來說，人類的細胞組織不是很耐凍。水結冰時，會膨脹成尖銳的小冰晶。而人類被冷凍後，血中所含的水分會結冰，冰晶碎片則會割破血液細胞，使微血管破裂。這種現象就類似暖氣沒開的住家，如果沒關閉供水，水管裡的水結冰就會破裂。差別是，水管破了，有人修理；但全身的血管爆裂，就沒人能修補了。

當然了，雖然我們無法在真正的極低溫下存活，卻不代表我們的身體沒有演化出多種禦寒方法。人體確實有辦到。你的身體不只對寒冷會造成的威脅很敏銳，也天生具備許多防禦機制。回想一下你覺得自己凍僵的時候，比方說寒冬一大早為了看遊行，站著不動好幾個小時，或是乘坐滑雪纜車時，寒風刮過群山，你會開始顫抖，這是身體採取的第一個對策。你發抖時，增加的肌肉活動會燃燒儲存在肌肉中的糖分，產生熱能。接下來發生的事比較沒那麼明顯，但你會感覺到其產生的影響。還記得手指和腳趾那種既刺痛又麻木的不適感嗎？這就是身體祭出的下一個對策。

人體只要一感覺冷，位於四肢的微血管網絡就會收縮，先是手指和腳趾，再往上延伸至雙臂和雙腿。微血管壁收縮時，血液會被擠出，被迫流向軀幹，那裡基本上就是內臟的溫泉浴場，為它們維持安全的溫度，即便四肢末端有凍僵的風險。**這是人體天生的禦寒優先順序——犧牲手指，留下肝臟**。

如果祖先生活的環境屬於嚴寒氣候，像是挪威漁夫或伊努特獵人，上述針對寒冷的自主反應就會更進一步演化。人在低溫環境中待上一段時間後，手上收縮的微血管會短暫擴張，讓一股溫暖的血液湧入凍僵的手指和腳趾，接著再次收縮，迫使血液流回軀幹。這種收縮和放鬆的間歇循環稱為**路易斯波**（Lewis wave）或**獵人反應**（hunter's response），可讓四肢維持足夠的溫暖，不會真的凍傷，同時也確保重要器官安全無虞、持續保暖。

伊努特獵人可以在數分鐘內，將雙手皮膚的溫度從幾乎凍僵的狀態提高攝氏十度，大部分的人則要花更多時間才能做到。另一方面，生活在溫暖氣候的族群後代，似乎就沒有這種同時保護四肢和軀幹的天生能力。在韓戰的嚴寒時期，非裔美國士兵就遠比其他士兵更容易出現凍瘡。

顫抖和血管收縮不是人體產生和保存熱能的唯二方法。新生兒和有些成年人身上的部分脂肪，屬於會產熱的特化組織，稱為**棕色脂肪**，當身體暴露在寒冷之中就會活化。血糖運至棕色脂肪細胞時，不同於一般脂肪細胞會儲存起來，作為未來使用的能量，棕色脂肪細胞會把血糖當場轉換成熱能（對於已適應極低溫的人來說，棕色脂肪能多燃燒高達七成的脂肪）。科學家稱棕色脂肪的運作過程為**非顫抖性生熱作用**，因為這種作用能夠產熱，卻沒有動用到肌肉。

顫抖當然只能持續幾個小時，等到肌肉儲存的血糖耗盡，人會開始感到疲勞，這個方法就不再有效了。另一方面，棕色脂肪只要有原料，就能一直產生熱能，而且不同於其他多數組織，也不需要透過胰島素把糖分送進細胞。

目前還沒有人寫過《棕色脂肪減肥瘦身書》，原因在於這種減肥法需要的不光是改變日常生活習慣而已。不住在酷寒地區的成人，身上其實沒有太多棕色脂肪，甚至可能沒有。如果體內要累積棕色脂肪，並使其能真正發揮作用，你得住在酷寒地區數星期。這裡指的是北極那種寒冷徹骨的地方，而且還不只如此——你必須待在那裡。但你只要不再睡在冰屋裡，身上的棕色脂肪就不會再發揮作用。

人體還有另一種尚未完全明瞭的禦寒反應，但你可能曾體驗過。多數人暴露在寒冷之中一段時間後，會想尿尿。這種反應讓醫學研究人員苦思不解長達數百年。最初是一位名叫薩瑟蘭（Alexander Sutherland）的醫師在一七六四年注意到了這件事，他當時是想記錄患者浸泡在英國巴斯和布里斯托據說有療效卻是冷泉的水中，會有什麼益處。薩瑟蘭讓患有「水腫、黃疸、癱瘓、風濕病、長期背痛」的病人浸入水中後，注意到該名病患「尿的比喝的還多」。薩瑟蘭把這種反應歸因於外部水壓，（完全錯）認為液體只是被擠出病患體外。直到一九〇九年，研究人員才把排尿量增加或多尿症，與暴露在寒冷之中連結在一起。

針對**冷利尿現象**，也就是冷的時候就想排尿，科學家提出的主要解釋仍然是壓力，但不是外部壓力，而是內部壓力。這項理論主張，由於四肢末端血管收縮，人體軀幹的血壓因此上升，於是身體會指示腎臟排除部分多餘的液體。但這項理論沒有完全解釋冷利尿的現象，尤其是有鑑於近期的研究。

美國陸軍環境醫學研究所針對人類在極高溫、極低溫、極深處、極高處的反應，已經研究逾二十載了。他們的研究無庸置疑顯示出，即便是已經相當適應低溫的個體，當氣溫降至冰點時，依然會出現冷利尿現象。因此，問題還是一樣：我們冷的時候為什麼得尿尿？這肯定不是現今醫學研究人員最迫切要解決的問題，但你很快就會發現，這個問題引發的各種可能性相當有意思。而答案可能會為更大的議題帶來一絲希望，比方說一種目前影響了一億七千一百萬人的疾病。

現在先把冷利尿這個棘手問題放到一旁，來談談一個更適合餐桌的話題：冰酒——這個據稱是意外誕生的美味珍貴產物。四百年前，一位德國釀酒人希望讓葡萄在秋末勉強多長個幾天，結果自家葡萄園就被突如其來的霜降重創了，故事據說是如此。結果葡萄莫名皺縮了起來，但釀酒人不想讓所有收成就這樣報廢，於是決定照樣採收這些結冰的葡萄，看能不能釀出什麼，希望會有好結果。他先把葡萄解凍，再跟往常一樣進行壓榨，但流出的葡萄汁產量只有預期的八分之一，令他大失所望。既然也沒什麼好損失了，釀酒人就拿這些稀少的葡萄汁進行發酵加工。

結果，他發現自己走運了，因為成品的葡萄酒甜到不行。自從結冰葡萄這富有半傳奇色彩卻肯定是意外的首次收成以來，有些釀酒人便開始專門釀造冰酒，每年都等著第一場霜降，才能採收大量的結冰葡萄。今日，葡萄酒除了有排名、等級、含糖量等眾多評比方式外，還有一種採用「糖度」來衡量的方法。一般餐酒的糖度位於〇到三之間，冰酒則是在十八到二十八之間。

葡萄之所以遇冷皺縮，是因為水分流失了。從化學的角度來看，不難推測出為什麼葡萄可能會演化出一碰上嚴寒天氣就排出水分的機制，因為葡萄含有的水分愈少，會破壞果實脆弱細胞膜的冰晶就愈少。

那糖分濃度激增又是怎麼回事？這點也不無道理。冰晶純粹由水構成，但要讓冰晶開始成形的溫度，則取決於其他懸浮於液體中的物質。任何溶解於水中的物質，都會干擾水分子形成固態六邊形網格狀的冰晶。舉例來說，一般充滿鹽的海水會在約攝氏零下二・二度結冰，而不是大家認為的水的冰點攝氏零度。想一下有些人會把伏特加酒放進冰箱保存就知道了。一般來說，酒精會占整瓶液體容積的百分之四十，很容易就會干擾結冰過程，因此，伏特加要冷卻到大約攝氏零下二十九度才會結冰。就連大自然中的水多半也不會恰好在攝氏零度結冰，因為水中通常都含有微量礦物質或其他雜質，會使冰點降低。

就像酒精，糖也是天然的抗凍劑。液體中含有愈多糖，冰點就愈低。最瞭解糖和冰點關係的，莫過於7-ELEVEN負責研發無糖思樂冰的食品化學家。在普通的思樂冰中，這種冰沙美食之所以能讓人吸溜享用，正是因為有糖，糖分讓思樂冰的液體不會完全結凍。所以，當那些化學家想做出無糖思樂冰時，卻一直做出無糖的冰塊。根據該公司發布的新聞稿，研究人員花了二十年的時間，結合人工甜味劑和無法消化的糖醇，才開發出無糖思樂冰。

因此製作冰酒的葡萄，在一有霜降出現的跡象時就排出水分，其實是用兩種方式在保護自己：第一，減少水分；第二，提高剩餘水分的含糖濃度。這讓葡萄能忍受更冷的氣溫，卻不致結冰。

除去水分好應付寒冷？聽起來像極了冷利尿，就是覺得冷的時候會想排尿。含糖濃度也變得更高？我們似乎在哪裡聽過這些說法。但在回頭談糖尿病前，先再多停一站：動物王國。

許多動物在寒天之中仍能茁壯成長。有些像是牛蛙等兩棲動物，都待在寒冷卻未結冰的湖底和河底過冬。體型巨大的南極鱈魚在南極冰下快樂悠游，因為其血中含有一種抗凍蛋白質，可依附冰晶，讓冰晶無法變大。在南極冰層表面，燈蛾幼蟲能夠在氣溫低到攝氏零下五十多度的環境中生活十四年之久，才羽化成燈蛾，飛向夕陽，以成蟲之姿度過短暫的數週生活。

若要說到生物發展出來適應寒冷的所有策略中，在這世界上，最出色的就非木蛙莫屬了。

木蛙是一種小巧玲瓏的動物，體長約五公分，眼睛周圍像蒙面俠蘇洛戴著黑色眼罩一樣，棲息地散布在北美各處，從喬治亞州一路北上至阿拉斯加州，北極圈的北部也包含在內。

初春夜晚，你能聽到木蛙的求偶聲，「噗啦呱、噗啦呱」，聽起來像小鴨子的叫聲。但冬季結束前，你完全聽不到木蛙的叫聲，而且牠們就像有些動物，整個冬天都不省人事。

但與冬眠哺乳動物不同的是，木蛙不會陷入沉睡，且靠著一層厚厚的隔熱脂肪保持溫暖和獲得養分，而是完全任憑寒冷擺布。木蛙會把自己埋在數公分厚的細枝和樹葉之下，接著開始施展拿手絕活——儘管泰德・威廉斯很希望能實現，阿爾科公司也竭力想達成，但木蛙做的事看起來就像科幻電影裡面才有的情景。

木蛙完全凍結了。

如果你冬天去爬山，不小心把其中一個像這樣的木蛙冰棒踢了出來，肯定會以為牠死了。木蛙完全凍僵時，幾乎可說是處於假死狀態：沒有心跳、沒有呼吸、沒有測量得到的大腦活動。這時，木蛙兩眼圓睜，動也不動，全身白得嚇人。

但假如你搭起帳棚，等待春天降臨，最終會發現這隻木蛙身上藏有幾招驚人的把戲。木蛙因為氣溫上升而開始解凍後，不出幾分鐘，心跳就會奇蹟般地開始慢慢恢復，牠也會大口吸氣。只需眨幾下眼睛，眼神便恢復光彩，然後伸展四肢，起身呈現坐姿。不久後，木蛙就會走跳，精神抖擻，加入其他解凍木蛙的合唱行列，尋找配偶。

對木蛙最瞭若指掌的人莫過於聰穎過人又熱情洋溢的肯・史多瑞（Ken Storey）了，自一九八〇年代早期，這位加拿大渥太華的生化學家便與妻子珍奈特（Janet）一同研究木蛙。史多瑞之前在研究昆蟲的耐凍能力時，有名同事告訴他木蛙的驚人能力。這位同事曾經採集木蛙要做研究，卻不小心留在後車廂裡。當晚，寒霜突然來襲，同事早上醒來後，發現整袋木蛙都凍結了。不難想像，當天稍晚，當那些木蛙在他實驗室桌上解凍後，開始到處亂跳，這位同事有多驚訝！

這立刻激起了史多瑞的好奇心。他對**冷凍保存**，也就是以冷凍方式保存活體組織，很感興趣。儘管冷凍保存因為讓人聯想到有錢人和怪咖為了等待未來發明的療法，而花大錢冷凍自己的身體，因此造成觀感不佳，但這種技術卻是醫學研究的一大重要領域，極有可能帶來多項重大發展。冷凍保存的技術使生殖醫學脫胎換骨，讓人有機會冷凍保存卵子和精子。

下一步如果能夠延長大型移植器官的保存時間，將會是一大突破，每年可能得以拯救上千條人命。**現今，人類的腎臟取出體外後，只能保存兩天，心臟只能**

維持數小時。因此，器官移植總是在與時間賽跑，只能在非常短的時間內，找到最適配的對象，再讓患者、器官、外科醫師全都進到同一間手術室裡。在美國，每天都有幾十人因為無法及時得到所需的器官而去世。如果捐贈的器官可以冷凍並「儲存」起來，日後再解凍與移植，移植成功率幾乎肯定會大幅上升。

但目前這些都無法做到。我們知道要如何利用液態氮，以每分鐘約攝氏三百多度的超高速讓細胞組織降溫，但光是這樣還不夠。我們還沒搞清楚要如何在冷凍大型人類器官後，再使其完全恢復活性。正如先前提到的，我們連要如何冷凍一個完整的人，再使其復生，都還差得很遠。

所以，當史多瑞聽到結凍的木蛙，立刻把握機會進行研究。蛙類的主要器官和人類一樣，因此史多瑞這次研究採取的新方向結果，可能會極為有用。

而今就算技術再怎麼厲害，我們也還是無法冷凍再恢復人類任一主要器官，然而現在卻有一種動物，天生就差不多能同時掌握冷凍和恢復所有器官的複雜化學過程。經過多年研究，以及為了捕捉木蛙在南加拿大林地遍地跋涉，度過渾身是泥的無數夜晚，史多瑞夫婦已經對木蛙抗死冷凍把戲背後隱藏的祕密，有了不少瞭解。

以下是他們的發現：木蛙的皮膚感應到氣溫下降到接近冰點後，只需數分鐘，就會開始排出血液和器官細胞中的水分，但這些水分沒有經由排尿釋出，而是集中在腹部。同時，木蛙的肝臟會開始將大量的葡萄糖釋放到血中，並額外釋出糖醇加以補充，使血糖值提高一百倍。所有這些糖類都會讓木蛙血中任何殘存的水分冰點驟降，實際上就是把血液變成一種含糖的抗凍劑。

木蛙體內各處當然還是有水分，只不過被迫流到冰晶會造成最少傷害的部位，甚至是結冰本身可能會帶來好處的地方。史多瑞解剖凍結木蛙後，發現雙腿的皮膚與肌肉之間夾著薄薄冰片。圍繞著木蛙臟器的腹腔也會有一大塊冰，器官本身則因為大量脫水，皺縮得像葡萄乾。實際上，木蛙小心翼翼地為自己的臟器敷上了冰，就像當器官準備運輸或移植時，將冰塊加入冷藏箱內的做法沒兩樣：通常醫生摘除器官後，會放入塑膠袋，再將袋子放進裝滿碎冰的冷藏箱裡，器官才能盡量維持低溫，卻不會真的被冷凍或破壞。

木蛙的血中也含有水分，但高糖分濃度不只會降低冰點，也能迫使冰晶最終形成的形狀較不尖銳且偏小，不致刺破或割傷細胞膜或微血管壁，把傷害降到最低。就算上述的所有手段都還是無法讓木蛙毫髮無傷，牠也已經找到解決方法了：木蛙在冬季冷凍睡眠期間，體內會產生大量稱為血纖維蛋白原（fibrinogen）的凝血因子，有助於修復任何可能在凍結時出現的傷害。

⊕

排除水分、提高糖分濃度，以便應付寒冷——葡萄就是這麼做。我們現在知道，木蛙也會這麼做。那有沒有可能某些人類為了適應寒冷也這麼做？

某一種疾病的特徵正是：過度排除體內水分，造成高濃度的血糖。最有可能擁有這種遺傳習性的人，他們的祖先就活在一萬三千年前左右冰河期突襲最嚴重的地區——這會是巧合嗎？

這個理論極具爭議，但糖尿病可能曾協助那些人的歐洲祖先，度過氣溫驟降的新仙女木期。

新仙女木期降臨後，任何適應寒冷的能力，無論在普通時期有多不利，都可能會造成活到成年或英年早逝的不同結果。比方說，如果你擁有獵人反應，就有利於採集食物，因為身上比較不會產生凍瘡。

現在，想像有一小群人對寒冷的反應異於常人。面對一年到頭的嚴寒氣溫，他們體內的胰島素供給減緩，使血糖略微上升。於是，就像木蛙一樣，他們血液的冰點也會降低。這些人經常排尿，讓體內水分保持在偏少的狀態（美國陸軍的一項近期研究顯示，置身在寒冷天氣中，脫水會造成的傷害非常小）。

假設這些人利用棕色脂肪，燃燒血中過多的糖分，產生熱能。也許他們甚至會製造額外的凝血因子，來修復極低溫寒流造成的組織傷害。不難想像這些人可能比起其他人更具有生存上的優勢，尤其是就像木蛙一樣，血糖飆升只是暫時的情況，他們就可能撐得夠久，活到可繁衍後代的年齡。

而今我們有些誘人的證據支持這項理論。

大鼠暴露在足以結凍的溫度時，身體會對自身的胰島素產生抗性。基本上，牠們就是變成我們所謂的糖尿病狀態來對抗嚴寒。

在寒冷地區，天氣偏冷的月分會診斷出較多的糖尿病患者；而在北半球，這意味著比起六月到九月這段期間，十一月到二月之間會診斷出更多的糖尿病患者。

秋末氣溫開始下降時，兒童最常被診斷出患有第一型糖尿病。負責修復木蛙體內遭冰晶損傷組織的凝血因子，也就是血纖維蛋白原，不可思議地同樣會在冬季期間於人體內達到高峰（研究人員正在關注這點，因為這可能表示冷天氣是中風一個重要卻未被重視的危險因子）。

有一項研究以二十八萬五千七百零五名患有糖尿病的美國退伍軍人為對象，檢測他們的血糖值是否會因季節而有所不同。果然，這些退伍軍人的血糖值在偏冷月分急遽攀升，在夏季期間降到最低。更顯著的一點是，上述的夏冬差異在氣候較冷地區的居民身上甚至更明顯，而這些地區的季節性溫差更大。看來，糖尿病與寒冷具有某種密切關聯。

我們現今所知的一切，不足以讓人能肯定表示，容易罹患第一型或第二型糖尿病的體質與人類遇冷時的反應有關。但我們確實知道，今日某些可能有害的遺傳特徵，顯然曾幫助我們的祖先生存繁衍，比方說血鐵沉積症和腺鼠疫之間的關係。所以，如果你只是好奇的詢問，為何現今某種能致死的疾病，在過去居然能帶來好處？那是因為你還沒看到問題的全貌。

要知道，**演化確實令人驚奇，但並不完美**。幾乎每種適應策略或多或少都是折衷妥協的結果，讓生物在某些情況下提高生存機率，卻不利於在其他環境中存活下去。孔雀擁有鮮豔的尾羽，更能吸引異性，卻也同時吸引更多來自掠食者的注意。人類的骨骼構造讓我們得以直立行走，並擁有容納大腦袋的巨大頭顱，但兩者結合在一起，也意味著嬰兒的頭勉強才能通過母親的產道。天擇發揮作用時，不會偏好讓特定動植物變得「更好」的適應能力，而只是篩選出任何能讓動植物在當下環境中提高生存機率的改變。如果環境突然發生改變，威脅到族群的生存，比方說新冒出的傳染病、新出現的掠食者，或新降臨的冰河期，天擇就會直接篩選任何可以提升生存機率的特徵。

「這是在開玩笑嗎？」一名醫生在記者告訴他這項糖尿病理論時不屑地回

應，「第一型糖尿病會導致嚴重的酮酸中毒，也會使人早死。」

沒錯，今日確實會如此。

但假如類似糖尿病的暫時症狀，是出現在身處冰河期環境且體內有大量棕色脂肪的人類身上呢？他們的食物恐怕不多，因此從飲食吸收的血糖已經很低了，棕色脂肪還會把大半血糖轉換成熱能，所以就算胰島素偏少，冰河期「糖尿病患者」的血糖可能永遠不會達到危險值。另一方面，現代糖尿病患者幾乎或根本沒有棕色脂肪，很少會或根本不會持續暴露在寒冷天氣之中，累積在血中的糖分毫無用處，於是也無法消耗。事實上，病情嚴重的糖尿病患者如果沒有足夠的胰島素，不論吃下多少東西，身體都會感到飢餓。

加拿大糖尿病協會已經開始資助肯．史多瑞針對不可思議凍結青蛙的研究。該協會深知，只因為我們無法完全肯定糖尿病與新仙女木期之間的關聯，並不代表我們就不該轉向大自然的別處，探索從生物學角度出發的高血糖解決辦法。像是木蛙等耐寒動物，都懂得利用高血糖的抗凍特性存活下來。也許牠們用來應付高血糖併發症的機制，將有助於我們找到糖尿病的新療法。已經適應極寒氣候的植物和微生物，或許能製造出效果雷同的分子。

與其把可能的關聯性撇到一旁，我們更必須具備深入探索的好奇心。而就糖尿病、糖、水、寒冷的例子來說，其中顯然有很多關聯值得深入探索。

CHAPTER 3

膽固醇
是壞東西？

它對我們生存卻是
百分之百必要的存在

每個人都知道人類和太陽的關係涉及多種層面。大家在小學都學過，幾乎地球的整個生態都仰賴陽光是否充足：一切都始於植物經由光合作用所產生的氧氣，少了氧氣，我們就沒有食物可吃，或沒有空氣可呼吸。不過，在過去幾十年來，我們也都更瞭解，不論是從全球還是個體的角度來看，過多陽光可能會是件壞事，像是帶來乾旱，造成各地環境陷入一片混亂，或是使人罹患致命的皮膚癌。

但多數人不知道的是，陽光對個體生化層面的影響也同樣重要，而且兩者的關係簡直是兩面刃：自然的陽光有助於人體製造維生素D，卻也同時會破壞人體所含的葉酸，但這兩者對健康來說，都是不可或缺的維生素。為了解決這種不論有沒有都無法生存的關係，不同的人口族群發展出各種適應策略，期許在協助人體保護葉酸的同時，也確保能製造足量的維生素D。

⊕

維生素D是人體生物化學中不可或缺的物質，尤其如果想確保小孩能形成健康骨骼，成人能維持健康骨骼的話，更是如此。維生素D能確保我們的血中含有足量的鈣與磷。新研究發現，要讓心臟、神經系統、凝血功能、免疫系統正常運作，維生素D也至關重要。

一旦維生素D不足，成人容易罹患骨質疏鬆症，小孩則容易罹患稱為**佝僂病**（rickets）的疾病，造成骨骼生長異常和畸形。研究也顯示，維生素D缺乏會影響發展出數十種疾病的可能性，無論是各類癌症，或是糖尿病、心臟疾病、關節炎、牛皮癬、心理疾病等等。二十世紀初期，維生素D和佝僂病之間的關係確立後，美國的牛奶就開始添加維生素D，讓該國的佝僂病幾乎銷聲匿跡。

不過，我們其實不必靠添加維生素D的牛奶來獲得這種維生素。維生素D與多數維生素不同，可由人體自行製造（一般而言，維生素是一種動物賴以為生的有機化合物，卻大都只能從體外攝取）。我們製造維生素D的方法，是轉換另一種物質，而後者就像陽光，是現今變得聲譽不佳，對我們的生存來說卻是百分之百必要的存在——那就是膽固醇。

膽固醇是製造和維持細胞膜所需的必要物質，也協助大腦傳送訊號至免疫系統，保護我們對抗癌症和其他疾病。膽固醇是製造雌激素、睪固酮、其他荷爾蒙的關鍵基本組成單位。膽固醇也是人體製造維生素Ｄ的必要成分，而維生素Ｄ的製程會經由一種仰賴陽光的化學過程，與光合作用很類似。

當我們接觸到適當的陽光，皮膚就會將膽固醇轉化成維生素Ｄ。這個過程需要的陽光是紫外線Ｂ（ＵＶＢ），通常日正當中的時候陽光會最強，也就是每天大約中午過後的數小時。在距離赤道較遠的部分地區，冬季期間只有非常少的紫外線Ｂ光會照射到地表。幸好，人體製造維生素Ｄ的效率非常高，只要接觸到充足陽光，同時體內有足夠的膽固醇，通常就能累積足量的維生素Ｄ，度過較為昏暗的冬季月分。

順帶一提，你下次去檢查膽固醇時，留意一下是哪個季節。**由於陽光會把膽固醇轉化成維生素Ｄ，我們的膽固醇數值在冬季可能會偏高**，因為一般人在這段期間會持續製造和吃下膽固醇，但曬到可以轉化膽固醇的陽光機會卻比較少。

值得注意的有趣一點是，防曬乳不只會擋下讓我們曬黑的紫外線，也會擋下我們製造維生素Ｄ所需的紫外線。澳洲最近發起了一項反皮膚癌的運動，叫作

「穿長袖、搽防曬、戴帽子」（Slip-Slop-Slap）。結果這項活動造成了意外的狀況：**當澳洲人的紫外線吸收量變少時，維生素D缺乏的比例也增多了**。

另一方面，研究人員發現，曬太陽其實可以幫助有維生素D缺乏問題的人。**克隆氏症**（Crohn's disease）這種疾病的其中一種症狀就是小腸嚴重發炎。小腸發炎除了帶來不適，也會影響人體吸收營養素，包括維生素D。多數克隆氏症患者也都有維生素D缺乏症。有些醫生為了讓患者體內的維生素D含量恢復健康數值，現在會囑咐患者一週躺三次紫外線B光的日曬床，而且要持續六個月！

人工合成葉酸或天然葉酸（差別在於形式不同）對人類的生命來說，也跟維生素D一樣重要。葉酸一詞源自拉丁文的「葉子」，因為天然葉酸的最佳來源之一就是葉菜類，例如菠菜和甘藍。葉酸是細胞生長系統不可或缺的一環，有助於人體在細胞分裂時複製DNA。人類生長最快速的時期，特別是懷孕期間，葉酸當然是必不可少。

孕婦體內葉酸太少的話，會大幅提高胎兒出現嚴重先天缺陷的風險，其中包括脊柱裂，這是一種脊柱變形的疾病，通常會導致癱瘓。而正如前面所說，紫外線會破壞人體內的葉酸。一九九〇年代中期，有一位阿根廷小兒科醫生回報，三名健康女性在懷孕期間使用室內日曬床後，全都生下有神經管缺損的小孩。這純屬巧合嗎？恐怕不是。

葉酸當然不是只有在孕期才重要。缺乏葉酸也與貧血有直接關係，因為葉酸有助於製造紅血球。

你很可能聽過，皮膚是人體最大的器官。從各方面來看，皮膚這種器官就是負責掌管與免疫系統、神經系統、循環系統、新陳代謝有關的重要功能。皮膚保護儲存在身體的葉酸，而葉酸也是皮膚中製造維生素D的一大關鍵。

也許你已經猜到了，人類的眾多不同膚色，與某個族群曾長時間接觸到多少陽光有關。但**膚色較深並不只是人為了保護自己不曬傷的適應結果，也是要避免葉酸流失的適應策略。**膚色愈深，吸收的紫外線就愈少。

膚色是由黑色素的含量和種類所決定，而由人體製造的黑色素是一種會吸收陽光的特化色素。黑色素有兩種，紅色或黃色的褐黑色素，以及棕色或黑色的真黑色素，兩者皆由黑色素細胞製造。世界上每個人的黑色素細胞數量都差不多，膚色的差異主要是取決於這些小黑色素工廠的產量有多高，再來才是看這些小工廠製造出來的是哪種黑色素。舉例來說，多數非洲人黑色素細胞所製造的黑色素，數量會比北歐人黑色素細胞製造的多出數倍，而且絕大部分都是真黑色素，也就是棕色或黑色的那一種。

黑色素的多寡也會決定一個人的髮色和瞳色。黑色素愈多，就代表髮色和瞳色愈深。白化症患者的乳白色皮膚，就是因為缺乏一種酵素，導致體內很難或無法製造黑色素。你如果看到白化症患者往往會有的粉色或紅色眼睛，其實就是看到眼球後方視網膜上的微血管，因為他們的虹膜缺乏色素，才使得眼底的微血管清楚可見。

大家都知道，膚色會因為曬太陽而產生某種程度的改變。而引發這種反應的便是**腦下腺**。在正常情況下，人幾乎只要一接觸到陽光，腦下腺就會分泌能刺激黑色素細胞運作的荷爾蒙，導致黑色素細胞開始製造過量的黑色素。不幸的是，要打斷這個過程非常容易。由於腦下腺是從視神經獲得資訊，所以當視神經感覺到有陽光，就會通知腦下腺，活化黑色素細胞。

猜猜看當你戴著太陽眼鏡時會發生什麼事？視神經接收到的陽光大量減少，傳送到腦下腺的警訊也大量減少，刺激黑色素細胞運作的荷爾蒙分泌跟著大量減少，製造出來的黑色素因此大量減少，結果造成更嚴重的曬傷。如果你正戴著時髦的太陽眼鏡，坐在沙灘上讀著這本書，請幫你的皮膚一個忙——把太陽眼鏡拿下來。

在古代，曬黑有助於當時的人應付陽光的季節性差異，卻不足以保護置身赤道的斯堪地納維亞人不曬傷。像這種天生就無法曬黑的人，暴露在直射赤道的烈陽下就難以受到保護，很容易嚴重曬傷、早衰、罹患皮膚癌，也會出現葉酸缺乏症，而且可能會致人於死。美國每年超過六萬人被診斷患有黑色素瘤，這是一種極為惡性的皮膚癌。歐裔美國人罹患黑色素瘤的機率，是非裔美國人的十到四十倍。

人類在演化過程中，在那一層粗厚烏黑的毛髮下，大概也曾有過相當淡的膚色。隨著人類逐漸失去毛髮，皮膚曝曬在非洲大太陽的紫外線機會增加，威脅到體內用來孕育健康寶寶所需的葉酸含量時，便形成了能夠保護葉酸、阻擋陽光的黑色素及深色皮膚的演化優勢。

而當我們祖先中的部分人口族群北遷，到達陽光比較稀少微弱的地區後，「設計」成要阻礙吸收紫外線B光的深色皮膚，功能就顯得強大過頭了。這時，深色皮膚的作用已經不再是避免葉酸流失，而是阻礙維生素D的製造了。因此，為了產生足夠的維生素D，必須盡可能利用所有曬得到的陽光，於是產生了新的演化壓力：這次的目標是較淡的膚色。

近期發表於聲譽卓越期刊《科學》（*Science*）的研究甚至表示，**白皮膚的人其實是從黑皮膚突變而來的人，這些人喪失了原本能製造大量真黑色素的能力。**紅髮的人以及他們特有的雪白肌膚和雀斑，可能也是經由同一條演化途徑，更進一步突變的結果。為了在日照不多又微弱的地方生存，比如英國的部分地區，這些人可能透過演化，幾乎完全淘汰了身體製造真黑色素的能力，也就是那些棕色或黑色的色素。

二〇〇〇年，人類學家妮娜．雅布隆斯基（Nina G. Jablonski）和地理學電腦專家喬治．查普林（George Chaplin）結合了兩人的科學專業（也結合了彼此的愛意而成為夫妻），繪製出膚色與陽光的相關性圖表。結果就像萬里無雲的天空般一目了然：**就持續待在同一地區五百多年的族群而言，膚色和陽光曝曬量之間具有幾乎恆定不變的關聯**。兩人甚至研究出一條方程式，來表示特定族群膚色和他們每年接觸到多少紫外線之間的關係（如果你想挑戰一下，該方程式如下：W＝70－AUV／10。W代表相對的白皙程度，AUV則代表紫外線的年接觸量。70這個數值是根據研究結果，表示當一個族群完全沒有接觸紫外線即屬於這樣的膚色，這種皮膚會反射大約百分之七十接觸到的陽光）。

有趣的是，他們的研究也指出，我們的基因庫含有充足的基因，即便某個族群在千年內於不同氣候環境之間輾轉遷徙，也能確保他們的後代子孫膚色深得足以保護葉酸，也能夠吸收足夠的陽光，以產生最大量的維生素D。

雅布隆斯基和查普林的方程式有個值得注意的例外，而正是這項例外證明了上述的原則。伊努特人是居住在副北極帶的原住民，儘管家鄉的陽光有限，卻膚色黝黑。如果你已經察覺到支持這項例外的漏網之魚，那就對了，他們不需要演化出較淡的膚色，以確保能製造足量的維生素D，原因其實相當簡單：伊努特人的飲食中滿滿都是脂肪豐富的魚，這些魚類正好是大自然中富含維生素D為數不多的食材之一。他們早中晚都吃維生素D當正餐，因此不必自行製造。如果你有來自歐陸的奶奶曾經想逼你吞下魚肝油，她的觀念也是基於同樣道理，因為**魚肝油富含維生素D，所以是預防佝僂病的最佳良方之一**，尤其是當時牛奶還沒開始固定添加維生素D。

如果你在納悶，既然深膚色會阻擋所有紫外線，那擁有深膚色的人要如何製造足夠的維生素D，你就問對問題了。其實，穿透皮膚的紫外線會破壞葉酸，但穿透皮膚的紫外線也是製造維生素D的必要關鍵。人類演化出深膚色來保護葉酸，卻沒有一併演化出開關，因此，你沒辦法在必須迅速製造大量維生素D時，關閉這種功能。如此一來，就算深膚色的人住在陽光充足的氣候環境中，無法關閉功能這點似乎還是會帶來新問題，因為即便他們曝曬在大量紫外線下，保護體內葉酸含量的膚色，也會阻礙他們儲存維生素D。

幸好，演化相當精明，因為這個問題早就納入考量了：演化在深膚色人口族群的基因庫中，為叫作ApoE4（apolipoprotein E，ApoE4）的小傢伙保留了空間。猜猜ApoE4的功能是什麼？這種基因能保證血中流過的膽固醇含量會提高，有了更多可轉換成維生素D的膽固醇，穿透深色皮膚的紫外線便能獲得最大利用。

再往更北走，歐洲淡膚色的人如果少了類似的適應過程，也會面臨相似的問題。在那裡生活的人不會出現大量陽光多半被深膚色阻擋的情形，而是就算有淡膚色帶來的好處，還是得應付陽光太少而無法製造出足量的維生素D。想當然耳，ApoE4在北歐各地相當普遍。愈往歐陸北上，就會發現愈多ApoE4的蹤跡。如同ApoE4在非洲人身上發揮的作用，這個基因會一直讓人體內保持高膽固醇含量，因為盡可能增加可轉換成維生素D的膽固醇，才能彌補帶因者所能接觸到的有限紫外線。

然而，在求新求變的演化潮流中，ApoE4已經過時了。ApoE4基因和它所帶來的過量膽固醇，會讓人們罹患心臟病和中風的風險增加。尤其是對高加索人這類白種人來說，還會增加得到阿茲海默症的機率。

正如先前看到的鐵質沉積和糖尿病例子，一個世代的演化解決方法會成為另一個世代的演化問題，尤其是如果後者已經不住在當初身體演化適應的環境中。

如果你想知道一個聽起來很好笑的實例，原本是環境防禦卻變成環境危害的例子，那就拿我們身上的鼻子來看吧：**哈啾症**（ACHOO syndrome）是一種「疾病」的名稱，全名為「體細胞顯性遺傳強迫性日光視神經噴發綜合症」（autosomal dominant compelling helio-ophthalmic outburst syndrome），指的是當某人離開暗處後，接觸到通常是陽光的明亮光線時，會不由自主打噴嚏。遠早在我們的祖先平時還花更多時間待在洞穴的時候，這種反射就有助於他們清除任何可能停留在鼻腔內或上呼吸道中的黴菌或微生物。今日，如果有人開車穿過昏暗隧道，駛入大太陽底下時，突然打了個噴嚏，哈啾症當然毫無幫助，也毫不有趣，還可能非常危險。

但在探討更多關於新環境對舊適應能力有何影響的實例前，先來看看另一個例子，瞧瞧不同人口族群踏上分歧演化道路的結果——這一次，原因不只出在環境，也關乎文化。

⊕

如果你是亞裔人士，也是頭一次喝酒精飲料，你有一半的機率會心跳加速、體溫上升、滿臉通紅。如果你不是亞洲人，但去過亞裔人士經常光顧的酒吧，很有可能就曾看過上述反應。這種反應稱為**亞洲臉紅症**（Asian flush），更正式的說法是**酒精性臉紅反應**（alcohol flush response）。這種反應會出現在近半數的亞裔人士身上，但幾乎在所有其他人口族群中卻不常見。這究竟是怎麼回事？

人在攝取酒精時，身體會將其解毒，再從中獲得熱量。這個過程相當複雜，牽涉到多種不同的酵素和眾多器官，但絕大都數的過程都發生在肝臟。首先，一種叫作乙醇（酒精）脫氫酶的酵素會把酒精轉換成稱為乙醛（acetaldehyde）的另一種化學物質，而名稱取得很妙的另一種酵素乙醛脫氫酶，則會把乙醛轉換成乙酸。接著，第三種酵素再把乙酸轉換成脂肪、二氧化碳、水（由酒精合成的熱量通常會以脂肪的形式儲存，所以，啤酒肚是真的由啤酒造成）。

許多亞洲人都有一種基因變異（稱為ALDH2*2），導致他們會製造出較無效用的乙醛脫氫酶，也就是把酒精最初副產物的乙醛轉換成乙酸時，比較沒那麼有效。乙醛的毒性比酒精高了三十倍，就算是極少量的乙醛，也能產生各種麻煩的反應。其中一種反應就是臉紅反應。實際情況當然不只如此。身上帶有ALDH2*2變異的人就算只喝一杯，體內累積的乙醛也會讓他們看起來像醉了一樣，血液會湧向臉部、胸部、頸部，整個人會開始感到頭暈和極度反胃，而喝下酒的這個人便會踏上通往難受宿醉的路上。當然了，這些麻煩具有額外好處：身上帶有ALDH2*2的人會對酒精成癮具有高抗性。因為對他們來說，喝酒這件事實在太討厭了！

事實上，因為有ALDH2*2的人對酒精成癮的抗性如此強大，醫生經常開一種叫作**戒酒硫**的藥給酗酒的人，這種藥物基本上就是重現ALDH2*2的作用。戒酒硫會干擾人體自行製造乙醛脫氫酶的過程，所以誰一邊喝酒一邊吃這種藥的話，最後看起來會像極了亞洲臉紅症的情況，感覺也會糟透了。

那為什麼ALDH2*2變異在亞洲人身上如此常見，卻幾乎不見於歐洲人呢？關鍵就在於乾淨的水源。人類開始在城鎮定居後，首次體會到城市至今依然蒙其所害的衛生和廢棄物管理問題，卻連利用現代水管工程的半點機會也沒有。這讓取得清水成了一大挑戰，於是，有些理論表示，不同文明催生出了不同的解決方法。歐洲地區採用了發酵，結果產生的酒精能殺死微生物，就算酒精往往攙了水，也能達到同樣效果。在世界的另一頭，人們則靠煮沸和泡茶來淨化水。於是，在歐洲出現的演化壓力使人有辦法飲用、分解、為酒精解毒，亞洲的這種壓力則小了很多。

順帶一提，酒精不是唯一需要某種特定遺傳突變才能好好享用的飲品。如果你在讀著這段的同時，正啜飲拿鐵或咂嘴吃著冰淇淋甜筒，你就是突變體。**世上絕大都數的成人只要喝下牛奶，一定會出現非常不舒服的消化反應**，因為當他們不再喝母奶，身體也就不再製造消化乳糖所需的酵素了，而乳糖就是牛奶中主要的糖化合物。但假如你可以在喝下牛奶後，不出現脹氣、腹部絞痛、腹瀉等**典型乳糖不耐症**的症狀，你就是個幸運的突變體。你可能是曾喝動物牛奶長大的農夫後代，而在代代相傳的過程中，突然冒出一個突變，讓人成年後依然可以繼續製造乳糖酶這種分解乳糖的酵素，接著，這個突變傳遍農業人口，直到抵達你的基因組。

非洲後裔擁有較深的膚色，也更可能帶有會讓他們製造更多膽固醇的基因；北歐後裔擁有蒼白的膚色，也更可能出現鐵質沉積的情形，並具有易罹患第一型糖尿病的體質；亞洲後裔則可能比其他族群更無法有效處理酒精。上述這些屬於種族差異嗎？

這個問題無法輕易回答。首先，針對種族的定義，我們並沒有真正的共識。就遺傳基因的角度來看，膚色顯然不能當作可靠的依據。先前已經探討過，為了適應新環境的紫外線曝曬量，移居族群的膚色會如何改變。近期的遺傳研究也證實了這點：**就一般遺傳學而言，有些深膚色北非人與淡膚色南歐人之間的親緣關係，可能比其他同樣是深膚色的非洲人還要更近。**

另一方面，許多猶太人似乎一脈相承，共享著獨特的基因遺傳，儘管他們可能有的是金髮藍眼，有的是黑髮棕眼。這點也同樣經由近期研究獲得證實。猶太人自行分成三族，以保存某些宗教傳統。這三大族是根據他們屬於《聖經》中哪個支派的後裔，分別有猶太祭司，祖先可追溯至摩西的哥哥，也就是第一任大祭司亞倫（Aaron）；利未人（Levites）則屬於利未支派，以前是負責掌管聖殿的傳統族長；今日，其他十二支派的後裔就合稱為以色列人。

近期，有研究團隊比較了一大群祭司後裔和一大群以色列人的DNA。研究人員驚訝地發現，儘管這些猶太後裔四散各地，祭司支派一族的特有遺傳標記，卻證實了他們幾乎肯定是來自少數幾位男性的後裔。這些人來自非洲、亞洲、歐洲，雖然各自的外表差異甚大，從淡膚藍眼到深膚棕眼皆有，多數人都擁有非常相似的Y染色體標記。

上述具有爭議的資料甚至讓研究人員得以推估，最初身上帶有祭司支派基因的人何時存在。根據這些研究人員的說法，這個時間應該是三千一百八十年前，介於猶太人離開埃及和耶路撒冷第一聖殿遭到摧毀之間，或正好就是亞倫在世的時候。

著名期刊《自然遺傳學》（*Nature Genetics*）近期在編輯評論中表示，「以基因型分析辨識出的人口群，比起以膚色或自稱種族來辨識的結果，似乎能提供更多資訊」。這聽起來相當合理。與其擔心是否有所謂的不同「種族」，不如專注在我們已知的事物上，運用這些知識，讓醫學科學更進步。我們已經知道不同的族群確實會有各自不同的基因遺傳，這幾乎毫無疑問是源自我們各自的祖先在輾轉遷徙、定居各處時，所承受的不同演化壓力的結果。

目前的主流共識是，現代人類大約是二十五萬年前在非洲演化出來。根據這項理論，他們從非洲向北遷徙，來到了今日的中東。接著，有些人向右轉，居住在印度、亞洲沿海地區，最後則抵達太平洋群島；其他人則朝左邁進，定居在中歐各地；還有一些人繼續向北前行，遍布中亞，或是冒險乘船或橫越冰橋，前往更遠處，越過山頂，再南下至北美洲與南美洲。上述整個遷徙過程大概發生在過去十萬年間。

不過，現在當然還無法完全確定。人類也有可能是在各處分別演化，而分屬不同族群的猿人和尼安德塔人甚至可能曾交配過。

不論真相為何，人類在演化的過程中，不同的人類族群顯然都遇上了天差地別的情況：從會傳染的熱帶疾病、突然降臨的冰河期，到大流行的瘟疫。伴隨這些挑戰而來的演化壓力，恐怕強大到足以造成如今不同人口族群之間的差異。

先前我們已經探討過幾個例子，但類似的差異不勝枚舉。比方說，頭形可能是根據族群所處的氣候，演化成各自有助於儲熱和散熱機制的產物。

而許多人的前臂和小腿長有濃密毛髮，或許是因為這些毛茸茸的肢體恰巧是穿著短褲短衫時，會暴露在外的部位，因而有必要對瘧蚊有些防禦。不過非洲可說是個例外，因為炎熱的天氣抵銷了濃密體毛的壓力。體毛最濃密的人群，通常會出現在瘧疾最盛行的區域，包括地中海地區東部、南義大利、希臘、土耳其。而在非洲，由於高溫讓當地人難以演化出較濃密的毛髮，因此他們容易患有**鐮形血球貧血症**，之後我們就會探討到這種疾病是如何讓人對瘧疾具有某種程度的抵抗力。

還要記住的一個重點是，就遷徙的速度而言，人類在過去五百年間一直都乘著特快車，結果，由於來自世界各地的人相遇、生下後代，遺傳之間的差異當然開始變得模糊。人口族群往往傾向與鄰近族群結合彼此的遺傳物質（就是指生寶寶），但現在這種基因混合的過程正以全球性規模展開。事實上，基因檢測顯示出，人類整個族群的混合程度已經遠比多數人認為的還要高了。

就以亨利．路易斯．蓋茲（Henry Louis Gates）博士為例，這位傑出的學者是哈佛大學非洲暨非裔美國人研究學系的主任。蓋茲博士是黑人，但他和家人長久以來都相信，他們至少有一位祖先不是黑人。最有可能是某個前奴隸主，他們認為他與蓋茲博士的曾曾祖母有染。結果，某次基因檢測顯示，蓋茲博士與那位奴隸主沒有血緣關係，不過他的基因遺傳中有整整五成屬於歐洲血統——他的祖先有一半是白人。

最後，我們必須牢記的是，**在適當的情況下，沉重的演化壓力只需一兩個世代，就可能讓某個特徵在族群的基因庫中出現或消失**。

如果把特定基因庫有可能在較短時間內出現改變，以及過去五百年來的快速遷徙過程結合起來，就能瞭解擁有獨特遺傳特徵的人口次族群出現的速度可以相當快。一項具有爭議的理論探討美國歷史中的一段可恥時期，藉此解釋為何非裔美國人的高血壓盛行率偏高。

高血壓是一種格外隱晦的疾病，也是高達百分之二十五末期腎衰竭的成因，但通常沒有明顯症狀，因此經常被稱作「沉默殺手」。非裔美國人的高血壓盛行率幾乎是其他美國人口的兩倍。醫生在一九三〇年代首次注意到非裔美國人的高血壓發病率偏高，於是便假定所有黑人都具有罹患高血壓的傾向。但他們錯了，住在非洲的黑人並沒有像美國非裔人士般那麼高的高血壓罹患率，該如何解釋這種現象？

你可能聽說過，鹽會讓血壓升高。研究顯示，這點在非裔美國人身上特別明顯，他們的血壓非常容易對鹽起反應。儘管鹽已經惡名昭彰好一陣子了，尤其是當初被認為與高血壓有關的時候，但鹽也是人體化學作用必不可少的一環。鹽能調節體液平衡和神經細胞功能，人要活下去，不能沒有鹽，但如果身體對鹽非常敏感的人採取高鹽飲食，就可能導致高血壓。

當初非洲人被迫遭奴隸販子帶到美國時，運送過程慘不忍睹，他們往往無東西可吃，甚至沒有喝到足夠的水。死亡率高得嚇人。當時可能發生的情況是，那些天生能夠讓體內保持高鹽分狀態的人，存活機率較高，因為多餘的鹽有助於體內維持足夠的水分，避免出現致命的脫水症狀。若真是如此，不難看出販奴這件事可能造成了非自然的篩選，導致許多非裔美國人身上維持體內鹽分的能力獲得強化。如果把這種能力與現代的高鹽飲食相結合，結果便是高血壓日益盛行。

從醫學的角度來看，**當特定疾病在特定人口族群中更為盛行時，顯然具有重大意義，也值得持續好好深入研究**。從比例來看，非裔美國人出現致命心臟病發作的機率，幾乎是歐裔和南亞裔美國人的兩倍，罹癌率也高出了一成；而歐裔美國人比起拉丁裔、亞裔美國人或美國原住民，更有可能死於癌症和心臟疾病；拉丁裔美國人比非拉丁裔美國人更可能死於糖尿病、肝臟疾病、傳染病；美國原住民感染結核病、肺炎、流行性感冒的機率則較高。像這樣的新實例似乎每個月都會出現在科學文獻上。最新的研究發現，**非裔美國人只要每天抽一包菸，就遠比有相同習慣的白人，更有可能得到肺癌**。

然而，上述的統計數據不一定道出了事情的全貌。首先，這些研究未必都已控制所有族群中與遺傳和演化無關的其他差異。飲食與營養、環境、個人習慣、能否就醫所造成的差異，全都會影響上述研究的結果。但這並不表示我們就應該忽視不同人口族群之間的主要趨勢，相反地，我們愈瞭解演化如何形塑自身的遺傳組成，就愈能清楚知道今日要如何過上健康的生活。來看看幾個例子吧。

先前探討過人類為了應付陽光對人體化學反應的強烈影響，衍生出兩種平行適應策略：演化出保護體內葉酸含量的深膚色，以及演化出能促使體內增加膽固醇的基因，來盡可能製造維生素D。這兩種適應結果常見於非洲後裔，也都能發揮作用——**前提是要身處赤道非洲的明亮烈陽之下。**

然而，當具有這些適應能力的人移居到新英格蘭地區時，照到的陽光少了很多也沒那麼強烈，會發生什麼事？少了能穿透深膚色並轉換多餘膽固醇的足量陽光，他們將變得加倍脆弱：**維生素D不足，膽固醇過多。**

果不其然，佝僂病這種由於缺乏維生素D而造成兒童骨骼發育不良的疾病，在非裔美國人身上極為常見，直到美國在上個世紀開始固定添加維生素D到牛奶後，情況才有所改善。而就非裔美國人來說，陽光、維生素D、攝護腺癌之間似乎也有關聯。愈來愈多證據指出，維生素D可以抑制攝護腺和結腸等其他部位的癌細胞增生。流行病學家專精於解開疾病在何處、為何、在誰身上發生的謎團，已經發現美國黑人罹患攝護腺癌的風險，由南向北一路攀升。單就黑人身上的攝護腺癌而言，如果待在陽光普照的佛羅里達州，罹癌率會低很多；但愈往北走，黑人罹患攝護腺癌的比率便開始上升，在高地長年雲霧繚繞的東北地區達到最高峰。有些研究人員愈來愈相信，缺乏維生素D可能也是大家在冬季比夏季更常生病的原因之一。

過多的膽固醇再加上沒有曬到足夠的陽光，可能正是非裔美國人罹患心臟疾病機率如此高的部分原因。儘管北方氣候沒有足夠陽光可以讓膽固醇轉換成維生素D，ApoE4基因還是會讓血中充滿膽固醇。膽固醇慢慢累積後，會黏附在動脈血管壁上，最終堆積過多可能會導致血管阻塞，引發心臟病或中風。

製藥產業已經開始把族群之間的遺傳差異納入考量。研究遺傳變異會如何影響藥物治療的領域稱為藥物遺傳學，目前已經有成果了。舉例來說，現今的普遍共識是，有些常見的高血壓治療藥物對非裔美國人來說不怎麼有效。美國食品藥物管理局最近核准了一種具有爭議性的藥物，叫作必滴爾（BiDil），用藥對象是有心臟衰竭並「自認」是黑人的患者。

新研究已經證實，能夠影響人體化學反應（因此也連帶影響人體對特定藥物的反應）的，不光只是特定遺傳變異的存在與否，還包括這個基因在基因組內出現的次數。換句話說，是質與量並重。

例如，CYP2D6這個基因會影響人體如何代謝百分之二十五以上的藥物，其中就包括了極為常見的去充血劑和抗憂鬱劑。這種基因複本非常少的人稱為**慢速**

代謝者。一般認為，多達百分之十的高加索人屬於慢速代謝者，卻只有百分之一的亞洲人符合條件。如果你曾在服用標準劑量的速達菲[6]後，出現刺痛感、心跳加快的情形，你可能就是慢速代謝者，應該要跟醫生商量減少劑量。

而在另一端的則是**超速代謝者**，這些人身上的CYP2D6基因可能會多達十三個！衣索比亞人有百分之二十九屬於超速代謝者，相較之下，高加索人只有不到百分之一。我們愈瞭解遺傳組成是如何影響一個人對特定藥物的反應，愈能顯現出根據個人基因組量身打造服用劑量和藥物的「個人化醫療」，將為個人健康帶來莫大好處的潛力。

科學家推測，像CYP2D6這樣的基因在不同族群中是否存在以及數量多寡，都與特定族群所處環境中的相對毒性有關。快速代謝者可以更有效「清除」——意即解毒——有害物質。因此，當某個環境中有愈多來自食物、昆蟲等各種東西的毒素，演化就愈偏好產生多個清除毒素的基因複本。快速代謝有時也會成為問

6. 速達菲（Sudafed），治療鼻竇充血的非處方藥。

題：有些快速代謝者竟然會把像是可待因（codeine）等某些藥物，轉換成藥效強上許多的物質。近期就有報導指出，一名患者之所以病情加重，是因為她體內把處方咳嗽糖漿裡的可待因轉換成嗎啡時，速度快得超乎預期。果不其然，她正是CYP2D6快速代謝者。

另一種叫作CCR5-Δ32的基因，看起來可以阻止人類**免疫不全病毒**進入細胞。這個基因只要有一個，就能嚴重破壞病毒的增殖能力，讓身上帶有該基因並受到感染的人，體內病毒載量減少。那如果這種基因有兩個呢？這個人幾乎就會對愛滋病毒完全免疫了。不幸的是，CCR5-Δ32在非洲人身上幾乎完全找不到，非洲卻是愛滋病氾濫的地區，而百分之五到十的高加索人則帶有這個基因。有些研究人員認為，演化篩選出CCR5-Δ32基因的理由和血鐵沉積症一樣，因為後者提供了針對淋巴腺鼠疫的某種形式保護，但與血鐵沉積症不同的是，前者的篩選機制尚未有清楚的解釋。

目前很清楚的一點是，愈來愈多證據顯示，**我們的祖先來自何方、他們如何適應環境、我們今日生活在何處，全都對我們的健康影響甚鉅。**而不論是實驗室裡進行的研究、醫生診療室提供的醫療照護，還是在自家中度過的生活，都應該要認知到這個觀念。今日，針對高膽固醇最常開立的治療醫囑是**斯達汀類**（statins）藥物。雖然一般認為斯達汀類藥物屬於「安全」藥物，但長期服用可能會產生嚴重副作用，包括傷肝。**假如你知道自己曬到夠多的陽光，讓膽固醇轉換成維生素D，也許就能減少體內過多的膽固醇**，那麼與其開始吃一輩子的降膽固醇藥物**立普妥**（Lipitor），你難道不會寧願先去趟日光浴美容中心嗎？

這就值得你好好深思了。

CHAPTER 4

致命的蠶豆症，是抗瘧疾的良方？

植物的毒素大有用處？

一位氣質高貴的男人站在囚室裡，即便穿著亮橘色的連身囚服，都無法掩蓋他舉手投足散發出來的溫文爾雅氣息，只見他看著囚室外的迷人深髮女子，她竟敢——她膽敢！——訊問他。她正在測試他，而他可不打算配合。「曾有一位人口普查專員想測試我的底線。我吃了他的肝臟，配上一些蠶豆和一杯上好的奇揚地紅酒，」漢尼拔．萊克特（Hannibal Lecter）說。

這位外號為食人魔的醫生如果不是精神科醫師，而是流行病學家的話，可能就會用那些蠶豆來殺掉那名受害者，而不是只當成肝臟的配菜。

我們用源自義大利文的fava bean來稱呼蠶豆以前，這種豆類叫作broad bean（寬豆），而與蠶豆相關的傳說涵蓋範圍確實很寬廣。據說，希臘學者畢達哥拉斯曾警告一群未來的哲學家說：「別碰蠶豆。」當然了，由於蠶豆在那時被當作選票（白色表示贊成，黑色表示反對），他可能只是在給予學生建議，也是今日所有好的哲學家仍應深思的建議——「別碰政治。」

事實上，關於畢達哥拉斯這句警告的傳奇故事，幾乎就跟蠶豆本身的相關傳說一樣多采多姿。另一種看法認為，畢達哥拉斯關切的沒有沉重到表示蠶豆可能含有毒物，也沒有深奧到可能帶有政治意涵：根據古希臘哲學家第歐根尼（Diogenes）的說法，畢達哥拉斯只是擔心學生可能會吃下太多蠶豆，然後放太多屁罷了。兩千年前，第歐根尼可能曾說過：

人不該吃蠶豆，因其充滿了氣，將會擾亂心靈，若能不吃，腸胃便會較為安靜，噩夢也較難纏身，而能睡得更為安穩。

當時，名為奧菲斯教的異教教派相信，蠶豆含有死者的靈魂，根據他們的說法，「吃蠶豆與啃咬父母的頭無異」。針對畢達哥拉斯的寬豆，光是亞里斯多德一人就提出了五種不同的理論，說畢達哥拉斯之所以警告別碰蠶豆，

不是因為其形狀有如睪丸，就是因為連接處無鉸鏈而形似地獄之門，或是因為其會腐敗，或是因為其形似宇宙之本質，又或是因為在寡頭政治中作為抽籤之用。

難怪這些古希臘人個個都是哲學家，他們顯然平常都很閒。但他們不是唯一注意到許多人會對蠶豆產生不明反應的人。二十世紀，在義大利外海的薩丁尼亞島上，據說有一名教師注意到她的學生會出現季節性昏睡的情形都發生在每年春天，並持續數週。她也許是想起了畢達哥拉斯的警告，於是把學生打瞌睡和開花的蠶豆植物串連在一起。不吃未煮蠶豆的迷信在中東各地相當普遍。而在義大利，蠶豆歷來都是在諸靈節[7]播種，形狀像蠶豆莢的糕餅則稱為fave dei morti，意為「亡者之豆」。

你大概也開始懷疑了，無火不生煙，有民間傳說的煙，就會有醫學的火，而以蠶豆的例子來說，可是有大量的火。

現代醫學貼切命名的**蠶豆症**，**是一種遺傳性酵素缺乏症**，全球有四億名患者。這是世界上最普遍的酵素缺乏症。嚴重的話，蠶豆症患者一吃下蠶豆（或服用某些藥物），會出現嚴重的急性貧血，往往可能導致死亡。

科學家最初開始瞭解蠶豆會讓某些人出現致命反應背後的真相，是在韓戰期間。由於韓國的部分地區瘧疾盛行，派駐當地的美國士兵都被規定要服用抗瘧疾藥物，其中包括了普來馬奎寧（primaquine）。醫生很快就發現，約有一成的非裔美國士兵服用普來馬奎寧時出現貧血，而且特別是包含地中海地區後裔在內的一些士兵，甚至產生更嚴重的副作用，稱為溶血性貧血，這些人的紅血球是真的融解破裂了。

一九五六年，也就是自結束韓戰的停火協議過了三年後，醫學研究人員找到了士兵之所以對抗瘧疾藥物產生反應的原因：他們體內有一種酵素不足，稱為葡萄糖六磷酸脫氫酶，或簡稱G6PD。一般認為人體內每個細胞都含有G6PD。G6PD對紅血球格外重要，因為這種酵素能維持紅血球細胞的完整，清除可能會破壞細

7. All Souls' Day，十一月二日。

胞的化學物質。

你可能曾在新聞中聽過自由基，或許也約略知道自由基對人體不好。想瞭解自由基的最簡單方式，就是記住大自然之母喜歡成雙成對，她有點像是化學媒人。基本上，自由基就是帶有不成對電子的分子或原子，而不成對的電子都想要成對。不幸的是，就人體而言，這些電子卻在各種錯誤的地方尋找對象。當不成對電子想和其他分子中的電子成對時，就會產生化學反應。這些反應可能會打亂細胞本身的化學反應，導致細胞提早死亡。這就是自由基被認為是老化主因的眾多原因之一。

G6PD就像是紅血球酒吧的保鏢，上工時就會趕走自由基，讓自由基無法惹是生非。但如果G6PD不足，任何會產生自由基的化學物質，都可能會為紅血球帶來大浩劫。那些對普來馬奎寧產生不良反應的士兵身上就是發生了這種情況，普來馬奎寧之所以能不讓瘧疾在體內擴散開來，其中一種方式便是對紅血球施壓，使其變成瘧原蟲通常會討厭的地方。但如果G6PD不足，無法維持細胞的完整，當普來馬奎寧對紅血球施壓時，有些紅血球細胞將無法承受，因為自由基會導致細胞膜破裂，摧毀紅血球。像這樣損失紅血球的話，便會產生貧血，具體來說就是溶血性貧血，一種紅血球提早破裂而造成的貧血。身處溶血性貧血危機的人會變得極其虛弱疲倦，還可能出現黃疸症狀。若不治療，溶血性貧血可能會導致腎衰竭、心臟衰竭以及死亡。

那些古希臘人的想法確實沒錯——對有些人來說，蠶豆極其致命。蠶豆含有兩種與糖相關的化合物，稱為蠶豆嘧啶葡糖苷（vicine）和伴蠶豆嘧啶核苷（convicine）。蠶豆嘧啶葡糖苷和伴蠶豆嘧啶核苷會產生自由基，尤其是過氧化氫。蠶豆症患者吃下蠶豆後，會出現與服用普來馬奎寧類似的反應。如果過氧化氫沒有在G6PD的協助下被清除乾淨，就會開始攻擊紅血球，最終使其瓦解。這種情況發生時，細胞內的其他部分會流出來，造成溶血性貧血，可能具有致死的危險。

負責製造G6PD或導致G6PD不足蛋白質的基因，同樣命名為G6PD。這個基因位於X染色體上。你大概還記得自然科學課有教過，X染色體是兩條性染色體的其中一條，另一條是Y染色體。擁有兩條X染色體（XX）的人是女性，X和Y染色體各一條（XY）的人是男性。由於帶有G6PD缺乏基因的是X染色體，這種症狀更常見於男性。男性的X染色體如果產生突變，他所有的細胞都會受這個突變影響。女性如果要出現嚴重的G6PD缺乏情形，兩條X染色體都必須帶有突變才行。如果突變只出現在女性的一條染色體上，她的部分紅血球還是會有正常基因，其他則否，她也應該能產生足夠的G6PD，而不會有蠶豆症。

G6PD基因有兩種正常的版本，分別稱為Gd^{B}和Gd^{A+}。這個基因具有一百種以上的可能突變，但可以分為兩大類，一種源自非洲，叫作Gd^{A-}，另一種源自地中海地區，叫作Gd^{Med}。只有在自由基開始讓紅血球招架不住，也沒有足夠的G6PD可以清除時，這些突變才會造成嚴重問題。對蠶豆症患者來說，引發這些問題的原因可能是某些感染和藥物，例如普來馬奎寧，結果將導致自由基被釋放到血中。但正如先前所探討的，最常見的誘發因子就是吃蠶豆，所以這種疾病自然被叫作蠶豆症。

人類種植蠶豆已經數千年了。目前找到的最古老種子，發現地點位於拿撒勒附近的考古挖掘場。科學家認為，這些種子已經有八千五百年左右的歷史，可追溯至西元前六千五百年。一般認為，蠶豆源自今日位於以色列北部的拿撒勒，接著傳遍中東地區，再沿著地中海東部向北傳播，進入土耳其，橫越希臘平原，繼續朝南義大利、西西里、薩丁尼亞島前進。

如果你在地圖上標示蠶豆症最盛行的地方，再把種植蠶豆的最主要地區重疊上去，猜猜結果會如何？都讀到這裡了，你可能對我接下來要告訴你的事，不會感到太意外：**蠶豆症基因和蠶豆田都發生在同樣的地方、同一批人身上**。蠶豆症在整個地中海地區的北非和南歐最為普遍——也最為致命，這些地區也正好就是歷來種植和食用蠶豆的地方。

結果又是如此，不知怎麼地，數百萬人演化出一種遺傳突變，只有在他們吃下**自己所處地區飲食中最常見的東西**時，才有可能造成問題？

假如說我們到目前為止有搞清楚什麼的話，那就是**演化不偏好會讓我們生病的遺傳特徵，除非這些特徵在傷人之前更有可能先助人**。一個有四億多人共享的特徵肯定是演化的寵兒。那G6PD不足一定有某些好處才對，沒錯吧？

沒錯。

⊕

再更深入探討蠶豆症和蠶豆之間的關係前，先來看一下動物界演化和植物界演化之間涵蓋範圍更廣的關聯。就先從早餐開始吧。看到早餐麥片裡的草莓了嗎？長出草莓的藤蔓就是想要你吃掉草莓！

植物是為了自身利益，才演化出可食用的果實。動物會摘果實吃掉，果實則含有種子。不論是用走、用跑、用懸盪、用飛行來移動的動物，最後都會在其他地方把這些種子排出，讓植物有機會散播繁殖。蘋果不會掉得離果樹太遠，除非有動物吃掉蘋果，載它一程。這是一種美食搭便車的概念，對雙方都有好處。事實上，這就是為什麼成熟的果實容易採摘，也往往會掉落地面，未熟的果實反而較難採收，因為植物不希望在果實內的種子發育完全前，果實就先被摘下來。大自然的野外餐館可沒有白吃的午餐。

另一方面，就算植物再怎麼想讓動物吃自己的果實，也不會想讓動物靠得比那還要近，因此，如果有動物開始小口嚼著葉子或啃咬樹根，情況可能會變得很棘手。所以，植物必須能夠防衛自己。只因為植物通常無法移動，不代表它們好欺負。

刺是植物最明顯的防衛機制，卻不是唯一的一種，也不是最強效的手段——這些傢伙可是有一整個軍火庫。**植物顯然是地球上最大的化學武器製造商**。每個人都知道自己多虧基礎植物化學才能獲得的好處，植物利用吸收自大氣的二氧化碳，將陽光和水轉化成葡萄糖，過程也產生了我們得以呼吸的氧氣。但這才只是起點而已。植物化學具有對植物所處環境帶來重大衝擊的力量，可影響從天氣到當地掠食者數量的一切。

苜蓿、番薯、大豆這類植物全都含有一種稱為植物雌激素的化學物質。聽起來很耳熟，對吧？應該要很耳熟才對。植物雌激素會模仿動物性荷爾蒙的作用，比如雌激素。動物吃下太多含有植物雌激素的植物後，體內過多的類雌激素化合物會嚴重破壞生殖能力。

一九四〇年代，西澳出現了一場綿羊繁殖危機。看起來很健康的綿羊無法受孕，不然就是流產。大家對此都毫無頭緒，直到有些聰明的農業專家發現了小小的元凶——歐洲苜蓿。這種苜蓿會製造稱為芒柄花素的強效植物雌激素，當作對抗吃草掠食者的天然防衛武器。沒錯，如果你是植物，綿羊就是掠食者！由於這些外來的苜蓿植物已經習慣了歐洲的濕度，勉強才能應付澳洲偏乾燥的氣候。當苜蓿經歷情況欠佳的時候，也就是雨量或陽光不足，或是雨量或陽光過多，就會限制掠食者下一代的族群大小，藉此保護自身。苜蓿會提高芒柄花素的產量，使原本能成為父母的草食動物不孕，無法生出寶寶。

你下次要找方便的節育方法時，當然不必把一整片苜蓿田當點心吃。但如果吃下各種赫赫有名的「避孕藥」，其實就跟吃下苜蓿沒有什麼差別。才華洋溢的化學家卡爾・傑拉西（Carl Djerassi）正是根據這種植物式節育手段，研發出避孕藥。不過，他利用的不是苜蓿，而是番薯，確切來說是墨西哥山藥。傑拉西以墨西哥山藥產生的植物雌激素為基礎，在一九五一年合成出第一顆市售避孕藥。

山藥不是人類飲食中唯一的植物雌激素來源。大豆也富含一種稱為金雀異黃酮的植物雌激素。值得注意的是，今日的許多加工食品，包括市售的配方奶粉在內，都是以大豆製成，因為大豆是便宜的營養來源。有一小群科學家愈來愈擔心，對於在人類飲食中滲透範圍似乎日益擴大的植物雌激素和大豆，我們其實並不瞭解這件事可能會帶來的長期影響。

⊕

植物對節育很有一套，但更精通毒物。植物製造的絕大都數毒素當然都不是針對人類，因為它們其實不必太擔心我們。植物真正要處理的問題，是那些吃草或嗡嗡飛來飛去的終生素食者，這些動物完全只以植物為食。但這不表示我們就無須多加小心，因為植物毒素也可能會為我們帶來很多麻煩。而你很有可能上週就已經吃下不少了。

曾吃過樹薯布丁嗎？樹薯粉是由木薯植物製作而成。木薯是厚皮粗大的塊莖，看起來有點像包裹在椰子皮內的白色長條番薯。木薯是許多熱帶國家的主食，卻含有致命氰化物的前驅物。當然了，木薯以正確方式煮熟和加工後，便對人體無害，所以，下次看到生的木薯植物，可別直接咬下去。不出意料，木薯的氰化物含量在乾旱期間特別高，這時候正好是木薯需要額外保護，才不會被掠食者吃掉的時期，如此才能撐過生長季節。

再看看另一個例子：栽種於亞洲和非洲的山黧豆（Indian vetch）。山黧豆特有的化學武器，是可以使人癱瘓的強大神經毒素。這種神經毒素效力強大到即使其他作物因為乾旱或蟲害而枯萎，山黧豆往往都能存活下來。因此，有些地區的貧農會種植山黧豆當成保險作物，也就是碰上饑荒時不致餓死的保險。結果，與這種有機毒物相關的疾病，在那些種植山黧豆的地區經歷饑荒後，發病率果然上升了。不令人意外的是，有些人寧願選擇冒險吃下山黧豆的毒素，也不想餓死。

茄科植物種類繁多，有些可食用，有些則有毒。所有茄科植物都含有大量生物鹼，這種化學化合物對昆蟲和其他草食動物來說有毒，對人類的影響則從有幫助到出現幻覺都有。有些人推測，「女巫」在她們的「神奇」藥膏和藥水中加入了某些種類的茄科植物，然後就產生自己能飛的幻覺了！

最常見的茄科植物家族成員包含馬鈴薯、番茄、茄子，其中一種則是吉姆森草（又叫曼陀羅），名稱源自維吉尼亞州的詹姆斯鎮。距美國獨立戰爭爆發約一百年前，曾出現一次為期短暫的反抗行動，史稱貝肯叛亂。叛軍很快就被擊敗了，但叛亂期間依然發生了一些小插曲。英國士兵受命前往詹姆斯鎮當地鎮壓叛亂時，背地裡（或不小心）遭人以吉姆森草在沙拉中下了毒。一七〇五年，羅伯特·貝佛利（Robert Beverley）在《維吉尼亞州的歷史與現況》（*The History and Present State of Virginia*）中描述了這起事件的結果：

有些士兵吃了不少，結果帶來歡樂至極的鬧劇，因為他們吃了之後，接下來幾天都變成了大傻瓜：有人將羽毛吹往空中，另一人則怒氣沖沖用稻草瞄準羽毛擲去；還有另一人全身赤裸，像猴子般坐在角落，咧嘴而笑，對著前面兩人做著割草的動作；第四人則溫柔笨拙地對著同伴又親又摸，同時露出比任何荷蘭小丑還要古怪滑稽的嘲諷表情……耍了上千種這樣的把戲後，過了十一天，他們便恢復正常，不記得半點曾發生過的事。

吉姆森草是一種莖高葉大的綠色野草，美國各地隨處可見。每年都會有人誤食，通常是因為吉姆森草混在了自家花園的其他植物當中。**植物的化學物質會讓人癱瘓、不孕或發瘋，也可能會帶來較為輕微的影響，**例如干擾消化或灼傷嘴唇。小麥、豆類、馬鈴薯全都含有澱粉酶抑制劑，這類化學物質會干擾碳水化合物的吸收。鷹嘴豆和一些穀類含有的蛋白酶抑制劑，則會干擾人體吸收蛋白質。類似這樣的植物防衛系統，多數都能透過烹煮或浸泡使其失效。**古早的傳統習慣會把豆子和豆莢浸泡一整夜，就是為了中和掉大部分會擾亂人體新陳代謝功能的化學物質。**

如果你曾咬過一口生的哈瓦那辣椒，八成覺得自己好像中毒了——你確實是。那股灼熱感來自一種稱為辣椒素的化學物質。哺乳動物對辣椒素很敏感，是因為這種物質會刺激產生痛覺與熱覺的神經纖維，但鳥類卻不會如此，兩者之間的差異就顯現出古老的大自然之母在跳著演化之舞時有多聰明。除非本身會受辣椒植物的果實吸引，否則一般老鼠和其他齧齒動物都會避開辣椒，因為牠們吃不了辣。這對辣椒來說是件好事，因為哺乳動物的消化系統會摧毀辣椒的小粒種子，幾乎就讓美食搭便車的重點失去意義。另一方面，鳥類吃下辣椒後，不會摧毀辣椒的種子，本身也不受辣椒素影響。於是，哺乳動物就把辣椒留給鳥類，鳥類則帶著種子飛上天，沿途散播出去。

辣椒素是具有黏性的毒物，會附著在黏膜上，這就是為什麼如果你曾經在摸過辣椒後揉眼睛，眼睛會感到灼痛。辣椒素也是為什麼辣椒的辣感會殘留那麼久，更是為什麼想用水來減緩灼熱感卻毫無幫助的原因。辣椒素的黏性會使其難以溶於水中。反倒喝牛奶（但這時可不能挑脫脂牛奶！）或吃點含有脂肪的東西，效果會更好，因為脂肪具有疏水性，有助於辣椒素從黏膜上剝落，緩解辣感。

辣椒素不只會造成灼熱感，還真的可能會導致某些神經元選擇性退化。吃下大量的辣椒，可能會非常傷身。科學家仍在爭論兩者之間的關聯，但幾乎把辣椒當主食的人，像是在斯里蘭卡等地區，以及其他吃很多辣椒的族群，罹患胃癌的機率往往都比一般人高出許多。

從演化的觀點來看，植物會演化出這種確保捕食者在吃下自己前會三思的機制，並不令人意外。比較出人意料的是，我們為什麼要繼續種植和吃下上千種對自己來說有毒的作物？一般人每年會吃下的天然毒素介於五千到一萬種之間。研究人員估計，與癌症相關的死亡案例，原因出自飲食中的天然食材就占了近兩成。要是我們種的許多作物都有毒，為什麼我們沒有演化出能處理這些毒素的機制，或者乾脆就不再栽種了呢？

我們確實有。

算是吧。

你有多少次非常想吃甜的東西？或鹹的東西？那苦的東西呢？難道你想像得出自己說「天啊，我晚餐只想吃非常苦的東西」？才不會發生這種事，對吧？

在西方傳統中，共有四種基本味覺：甜、鹹、酸、苦（其他地區有第五種味覺，在西方世界也逐漸獲得文化和科學方面的認同，這種味覺稱為**鮮味**，是在熟成和發酵食物中嘗得到的可口味道，例如味噌、帕瑪森乾酪或熟成牛排）。大部分的味道都令人愉悅，背後的演化原因很簡單，因為這些味道會吸引我們吃下含有人體所需營養素以及鹽分、糖分的食物。

苦味就不一樣了——苦味會讓我們避之唯恐不及。這恐怕正是苦味的目的。二〇〇五年，倫敦大學學院、杜克大學醫學中心、德國人類營養研究所的研究人員共同發表了一項成果，其結論是**人類演化出辨識苦味的能力，是為了偵測出植物所含的毒素，避免吃下肚**（這就是為什麼植物最初會製造毒素，也催生出許多植物生物學家用來形容這些毒素的專業術語：**抗食物質**）。負責製造人類舌頭上的苦味受體有多個基因，科學家藉由重建其中一個基因的遺傳史，發現這項能力的演化起源可追溯至十萬至一百萬年前之間的非洲。不是所有人類都能嘗出苦味，也不是所有人都對苦味一樣敏感，但基於這項能力在全球各地是如此普遍，顯然能嘗到苦味，讓人類擁有極大的生存優勢。

約有四分之一的人對味道遠比一般人還要敏感，稱為**超級味覺者**，因為他們人如其名。化學家會發現這些超級味覺者幾乎是個意外，因為他們原先是在研究人類對丙基硫氧嘧啶[8]這種化學物質有何反應。有些人根本嘗不出來，有些人覺

8. 丙基硫氧嘧啶（propylthiouracil）藥品名是普樂治，為抗甲狀腺藥物。

得略苦，而有些人——超級味覺者——就算只嘗一丁點，也覺得很噁心。超級味覺者在葡萄柚、咖啡、茶中會嘗到更多苦味。他們可能會對甜味加倍敏感，也更有可能會因為一絲辣椒就覺得像著火般。

有趣的是，把苦味和偵測植物毒素連結起來的同一篇聯名發表論文也提到，這種能力在今日可能已經沒有那麼大的優勢了。**不是每種嘗起來很苦的化合物都有毒**，事實上，先前在描述茄科植物時也提過，這類化合物其實有些具有益處。吉姆森草含有會使人暫時神經錯亂的莨菪鹼（scopolamine），就是一種嘗起來有苦味的生物鹼，但青花菜中有些具抗癌特性的化合物也一樣。因此，今日，特別是在幾乎不再需要針對植物毒素發出人體天生警鈴的開發中國家，**對苦味出現強烈反應，可能會是一種不利因素，這種能力與其說是讓你遠離毒物，不如說是讓你遠離對自己有益的食物**。

我們既然有二十五萬種植物可挑，又有敏銳的味覺，為什麼沒有種植不具毒素的作物，同時用人工育種的方式除去植物的毒素呢？嗯，我們確實試過了，但就像演化領域裡的一切，情況很複雜，而且還會產生後果。

其實，植物的化學武器大都不是衝著人類而來，而是更針對昆蟲、細菌、真菌，某些情況下則針對只吃草的哺乳動物。所以，假如我們單方面逼迫植物繳械，就像是把糖果鋪的鑰匙交給了一整個公車的學童，不用多久，其他人就會沒有半點東西可吃了。那些植物的掠食者只會將植物吃個精光。

當然了，植物育種家有時會反其道而行，培育出天然抗性過高的植物，把原本可以吃的食物變成幾乎可說是致命的毒物。所有的馬鈴薯都含有茄鹼（又稱龍葵鹼），尤其是那種表皮淡綠色的馬鈴薯。茄鹼也正是保護馬鈴薯不受晚疫病感染的化學物質（想像一下很嚴重的香港腳，你大概就對晚疫病之於馬鈴薯有點概念了）。茄鹼是脂溶性毒素，可能導致幻覺、癱瘓、黃疸、死亡。**吃太多富含茄鹼的炸薯條，你就會跟炸薯條一樣死透了**。有時候，晚疫病當然會擊潰茄鹼所能提供的保護。晚疫病病原的真菌為十九世紀中葉的愛爾蘭，帶來了災情慘重的馬鈴薯饑荒，造成大量民眾挨餓、死亡，以及愛爾蘭的移民潮。

一九六〇年代，英國的植物育種家為了提升馬鈴薯作物的生產效率，努力研發出抗晚疫病的馬鈴薯。他們把自己培育出來的特別馬鈴薯品種稱為**雷納佩**（Lenape）。不過，頭一個吃下雷納佩馬鈴薯的人可不覺得有多特別，因為馬鈴薯含有太多茄鹼，幾乎要了人的命。你應該不意外得知，這些雷納佩馬鈴薯後來被下架回收，有如燙手山芋。

芹菜也是類似例子，同樣彰顯出有機農業的特性有時就像雙面刃。芹菜會製造補骨脂素（psoralen）來防衛自己，這種毒素會破壞ＤＮＡ和細胞組織，也會導致人類對陽光極度敏感。補骨脂素很古怪的一點是，只有暴露在陽光下才會活化。有些昆蟲為了避免這種毒物發揮作用，會把要吃的芹菜置於暗處：牠們將自己裹在葉子裡，避免照到陽光，然後整天躲在裡頭將毒素反芻出來。

對多數人來說，菜園裡栽培的各種芹菜都不會構成問題，除非你喝了一碗芹菜湯後，去日光浴美容中心做日光浴。補骨脂素通常比較會對長期接觸大量芹菜的人造成很明顯的困擾，比方說，**許多愛吃芹菜的人都會出現皮膚病變**。

而芹菜麻煩的一點是，當它覺得受到攻擊時，特別容易製造出更多的補骨脂素。受損的芹菜莖所含的補骨脂素，可能是未受損芹菜的一百倍。菜農使用合成殺蟲劑，雖然會造成其他各種問題，但基本上是在保護作物不受攻擊。有機菜農則不使用合成殺蟲劑。這表示，有機芹菜菜農讓芹菜莖在生長過程中，容易受到昆蟲和真菌的攻擊，而當這些芹菜莖總是被昆蟲啃咬時，回應的方式就是產生大量的補骨脂素。

有機芹菜菜農雖然讓作物表面不會接觸到毒物，但也促使植物體內自行生產累積了大量的毒素。

生命總是充滿了折衷與妥協。

⊕

既然現在對植物演化與人類之間的關係更瞭解了，就再來看看蠶豆和蠶豆症之間的關聯。

我們目前所知的部分有哪些？我們知道吃蠶豆會將自由基釋放到血中，我們知道蠶豆症患者缺乏G6PD這種酵素，無法清除這些自由基，導致紅血球瓦解，出現貧血症狀。我們知道標示著種植蠶豆地區的地圖，和可能是蠶豆症帶因者的分布地圖，會凸顯出多塊同樣的區域。我們也知道任何跟蠶豆症（超過四億患者）一樣常見的遺傳突變，必定會讓帶因者在出現更為致命影響的同時，具有某種優勢。

那這個常見於非洲和地中海地區且會對人類生存造成威脅，還跟紅血球有關的東西是什麼？問五個牙醫，有四個可能會說是Trident無糖口香糖[9]，但如果請十個傳染病專家來解開這個謎題，十個都會給出一樣的答案：**瘧疾**。

瘧疾這種傳染病每年感染多達五億人口，害死超過一百萬人。全球半數以上的人口都居住在瘧疾盛行的地區。感染瘧疾後，可能會交替出現嚴重的發熱和發冷情形，伴隨關節疼痛、嘔吐、貧血。最終，瘧疾可能會使人陷入昏迷、步入死亡，特別是兒童和孕婦。

從希波克拉底（Hippocrates）的《論空氣、水域、地域》（*On Airs, Waters, and Places*）開始，數世紀以來，醫生都認為許多疾病是肇因於湖泊、濕地、沼澤等靜水所散發的濁氣。他們稱這些蒸氣或霧氣為**瘴氣**。瘧疾的英文malaria是古義大利文的「壞空氣」之意，而瘧疾正是這些醫生認為由瘴氣所造成的眾多疾病之一。結果證明了瘧疾跟又熱又濕的沼澤有關是對的，不過是因為在那些地方大量繁殖的蚊子，不是沼澤所散發的蒸氣。瘧疾其實是來自一種寄生性原生動物（具有部分動物特徵的微生物），經由雌蚊的叮咬（雄蚊不會叮人），進入人類的血中，導致瘧疾的原生動物有數種，其中最危險的是**惡性瘧原蟲**。

雖然瘴氣導致瘧疾是錯誤的理論，但這個看法卻至少發展出了一項現代舒適設備，少了這個發明，許多人都會焦慮得渾身是汗。根據電視紀錄片《連結》系列（*Connections*）的腳本家詹姆斯・柏克（James Burke）所言，一八五〇年，名叫約翰・葛爾利（John Gorrie）的佛羅里達醫生以為自己靠著某項新發明，打敗了瘧疾。葛爾利醫師注意到瘧疾在氣候較溫暖的地區明顯更盛行，他的看法是對的。即便是在天氣較冷的地區，民眾似乎也只會在較溫暖的月分才生病。於是，他想說假如可以找到方法，消除所有溫暖的「壞空氣」，就能保護大家不得到瘧疾。

9. 此為雙關語。Trident為口香糖品牌名，其原意「三叉戟」是指它的原始配方含有三種酵素，可減少「牙菌斑」。此字原文plaque，亦指血小板，因此跟紅血球有關。

葛爾利醫師的對抗瘧疾新奇裝置，是把冷空氣打入醫院的瘧疾病房內。如今，他這項發明的改造版本八成會把冷空氣打入你家當中——你叫它冷氣機。雖然冷氣機沒有讓葛爾利醫師的任何瘧疾病患預後情形有所改善，卻對該疾病產生了影響。空調讓在各個瘧疾流行地區的居民得以待在門窗緊閉的室內，有助於他們不被瘧蚊叮咬。

每年仍然有數億人感染瘧疾，雖然瘧疾是全球十大死因之一，但不是每個受感染的人都會死。或許更加精確的說法是，並不是每個被瘧蚊叮咬的人都會感染瘧疾。那究竟是什麼在幫助這些即使有瘧疾依然存活下來的人呢？

不同的環境會帶來不同的演化壓力，如此所產生的獨特遺傳特徵會導致特定族群身上出現疾病，最早瞭解到這種概念的其中一人便是霍爾丹（J. B. S. Haldane）。五十多年前，他就提出某些族群，具體來說便是具有鐮形血球貧血症或另一種遺傳性血液疾病——地中海型貧血症遺傳傾向的人，天生對瘧疾的抵抗力比較高。

今日，許多研究人員認為，有一種遠比鐮形血球貧血症或地中海型貧血症更普遍的遺傳特徵，或許也能保護人不感染瘧疾——G6PD缺乏症。在兩項大型的病例對照研究中，研究人員發現，身上帶著非洲特有G6PD突變變異的孩童，對會引發最嚴重瘧疾症狀的惡性瘧原蟲抵抗力，是身上沒有該突變孩童的兩倍。實驗室結果也證實了這點：當有「正常」紅血球或缺乏G6PD的紅血球可選時，這種引發瘧疾的寄生蟲都在在偏好正常的紅血球。

為什麼？惡性瘧原蟲其實是很纖細敏感的小生物，只會在完好無瑕的紅血球中才能真正大量繁殖。紅血球如果缺乏G6PD，不只是較不適合瘧原蟲生存，比起沒有這種突變的紅血球，也會更快被人體的循環系統代謝掉，因而中斷寄生蟲的生命週期。這解釋了為什麼接觸到瘧疾的族群會篩選出蠶豆症的基因，不過沒解釋的是，為什麼這些族群也同時栽種蠶豆。就算當了蚊子的早餐還能活下來，如果午餐就可能害死自己，那還有何意義？

答案或許很直截了當——有備無患。瘧疾傳播之廣、致命程度之高，讓易罹患的族群需要所有可能的防衛手段，才能生存繁衍下去。攝取蠶豆會在人體內釋出自由基，提高氧化物濃度，讓非G6PD缺乏的紅血球變得較不適合瘧疾寄生蟲生存。在自由基那麼多的情況下，有些紅血球往往會瓦解。如果是G6PD略微或部分缺乏的人吃下蠶豆，瘧原蟲的麻煩就大了。

就G6PD部分缺乏的情形來說，你要記住造成蠶豆症的基因突變只會經由X染色體遺傳，也要記住女性有兩條X染色體。這表示（在這種突變很普遍的族群中），**許多女性製造的紅血球會部分正常，部分缺乏G6PD。這讓她們獲得了能抵抗瘧疾的額外保護，對蠶豆卻不會容易出現激烈反應。**另外，考慮到孕婦非常容易感染瘧疾，許多女性可以在患有蠶豆症的同時食用蠶豆，也會是件好事。

人類仰賴草藥療法，大概在……還沒有人類之前就開始了。考古學家已經發現證據，顯示尼安德塔人可能早在六萬年前就用植物來療傷了。古希臘人把罌粟汁當成止痛藥，也就是割開罌粟花後流出的液體，我們如今也從同樣的來源提煉嗎啡，這是市面上最強效的止痛藥之一。

第一種真正有效的抗瘧疾藥物來自金雞納的樹皮。蘇格蘭軍醫喬治・克雷格霍恩（George Cleghorn）被認為是十九世紀早期發現金雞納樹皮含有抗瘧成分的其中一人，但還要再過一個世紀，法國化學家才會分離出具有藥效的特定化合物奎寧，並從中製造出藥用的通寧水。不過，這種通寧水的味道糟透了，所以，據說英國士兵在通寧藥水中混入軍隊配給的琴酒，轉眼間，經典的琴通寧（gin tonic，或稱琴湯尼）就誕生了。今日的通寧水依然含有奎寧，但不幸的是，如果你要到瘧疾盛行的地區旅行，還是得先拿處方箋去領抗瘧疾藥物，因為幾乎每種瘧原蟲多少都已經對奎寧產生抗藥性了。幸好，我們還有那些有用的蠶豆。

你吃蔬菜，蔬菜可能會害死你。

大自然又在傳遞混亂不清的訊息了。不過，無疑正如你所猜想的，真相錯綜複雜。許多植物毒素可能對人有益。訣竅就在於要瞭解它們如何運作、人體如何運作，兩者又是如何交互影響。

至於那些可能會使人不孕的植物雌激素？大豆所含的植物雌激素金雀異黃酮，似乎可能有助於抑制或減緩攝護腺癌細胞的生長。有些研究人員認為，同樣的化合物也許能舒緩更年期的不適，這可能解釋了為什麼亞裔女性回報在中年歷經更年期時，出現的問題要少了許多。

辣椒產生的辣度源自辣椒素，會刺激人體分泌腦內啡，使人感到愉悅、減輕壓力。辣椒素也會提升新陳代謝率，有些人認為可提高多達百分之二十五。還不只如此，愈來愈多證據指出，辣椒素可能有助於減緩舉凡關節炎、帶狀疱疹到術後不適等的各種疼痛。

類似的例子數也數不清。**芹菜中的補骨脂素會造成皮膚損傷，卻對牛皮癬患者非常有幫助**。來自大蒜的**蒜素**可防止血中的血小板黏在一起形成血塊，因此是預防心臟疾病的潛在強大武器。一天一顆阿司匹靈，就能讓醫生遠離你？阿司匹靈原本是來自柳樹樹皮中不讓昆蟲靠近的化學物質，如今幾乎成了適用各種症狀的藥物，稀釋血液、退燒、止痛樣樣都行。那**汰癌勝**（Taxol）呢？這種強大的抗癌藥物衍生自另一種樹皮的成分，這次是來自太平洋紫杉的樹皮。

世界上大約百分之六十或以上的人口依然直接仰賴植物，作為藥用，也許偶爾探訪一下植物，看看植物都在調製什麼，探究背後的原因，不會是什麼壞主意。

CHAPTER 5

微生物與人類的二三事

病原比人類更高明？

數千年來，稱為麥地那龍線蟲（Dracunculus medinensis，學名為「小龍」之意）的寄生蟲帶來可怕的疾病，令亞非各地的人深受其害。這種寄生蟲又叫幾內亞蟲，幼蟲會被水蚤吃掉，這些水蚤則充斥在熱帶偏遠地區的池塘和其他靜水水域中。當人喝下這些水，體內的消化系統會消滅水蚤，卻殺不死幾內亞蟲的幼蟲。有些幼蟲會從小腸進入人體，成長茁壯，最後彼此交配。感染這種寄生蟲約一年後，雌成蟲會長到六十到九十公分長，寬度差不多等於義大利麵麵條的直徑，懷著滿腹的新一代幼蟲，一路鑽往宿主的皮膚。一旦到達皮膚表層之下，這些雌蟲便開始分泌酸液，有效燒出鑽往外界的通道。感染幾內亞蟲的第一個跡象，就是出現令人疼痛的水泡。水泡出現後沒多久，就會伴隨著疼痛破掉，幾內亞蟲則開始鑽出。酸液造成的灼痛會促使人類宿主為了獲得舒緩，想浸泡在冷水中。龍線蟲只要察覺到有水，就會排出充滿了上千隻幼蟲的乳狀液體，讓整個過程周而復始。

這些寄生蟲有時可以動手術移除，但過去一千年來，唯一有效的治療方法，向來都是讓蟲纏在棒狀物上，再小心翼翼慢慢拔出來。這種痛苦不已的療程會持續數週或數月之久，動手時也急不得，因為如果幾內亞蟲斷裂開來，被感染的人可能會出現更加疼痛的嚴重反應，也許甚至因此死亡。

幾內亞蟲已經讓人類蒙受痛苦好幾個世紀了。這種寄生蟲曾見於埃及的木乃伊中，甚至被認為是以色列人在沙漠流浪那四十年間，蹂躪他們的「火蛇」。有些學者認為，阿斯克勒庇俄斯之杖（Rod of Asclepius）這個蛇纏繞著木杖的醫學象徵，原本是早期醫生簡單畫出的圖樣，用來表示他們能讓寄生蟲纏繞在棒子上，藉此幫人除蟲。

今日，由於我們清楚知道幾內亞蟲是如何操縱受害者，迫使他們聯手感染其他人，這種小龍的火就快被撲滅了。前美國總統吉米·卡特（Jimmy Carter）為首的等人，耗費二十年心力，將這種寄生蟲如何繁殖的知識散播到世界各個角落，確保受害者在想辦法要減輕疼痛時會避開水源，潛在受害者也會避開可能受感染的水源。根據卡特中心組織（Carter Center），全球感染幾內亞蟲的發病人口已經從一九八六年的三百五十萬人，降到二〇〇五年只剩一萬零六百七十四人了。只要瞭解幾內亞蟲是如何透過與人類的關係演化，我們就有機會保護大眾不受感染。

如果你跟著踏上這趟欣賞演化風景之旅，一路來到這裡，可能已經很有概念，發現幾乎萬事萬物都環環相扣。我們的基因組成不斷根據居住環境和天氣型態而適應演化。我們吃的食物為了應付吃掉自己的生物而演化，我們也進一步演化，以應付其演化結果。先前已經看到我們如何抵抗或處理特定傳染病所帶來的威脅，比如說瘧疾。但還沒探討到的是，所有這些傳染病是如何與我們一起演化。別搞錯了，這些疾病確實是和我們一起演化，而且原因跟我們數百萬年來為什麼會演化一模一樣。到頭來，包括細菌、原生動物、獅子、老虎、熊、你弟弟等所有生物，同樣天生就有兩件必做之事：生存與繁殖。

為了要真正瞭解人類與生活在人類身邊數百萬計微生物之間的關係，你必須拋下既定觀念，別再認為所有細菌都是壞蛋、所有微生物都是強盜、所有病毒都是惡棍、所有……好吧，你懂我想說什麼了。事實是，我們和所有這些微生物一同演化，結果往往對彼此都有利。人體今日的運作方式，與人類數百萬年來和傳染原的交互影響有直接關係。從人的感官、外表到血液化學，一切全都是因為人類對疾病的演化反應才形塑而成。就連性吸引力也和疾病有關。**為什麼你會覺得某人的性感香氣如此誘人？這通常意味著你和對方擁有相異的免疫系統，如此一來，你們的小孩將擁有比父母任一方還能應付更多疾病的免疫力**。

當然了，人類經由演化而能應付的不只是來自外部的生物，這些外來生物也不只是演化成能對付人類。你知道嗎？你也許沒邀請任何對象，但在閱讀這段文字的當下，你正在接待一大群微生物。事實上，如果你的身體是場派對，細胞則是賓客的話，你在自家卻是寡不敵眾的情況。成年人體內所含的「外來」微生物細胞數量，是哺乳動物細胞的十倍之多。把這些外來細胞全部加起來，你會發現有超過一千種不同的微生物，總重約一．四公斤，總數則介於十兆和一百兆之間。如果談的是遺傳物質，甚至連邊都碰不到：比起你自己的基因組，把你當成家的微生物全部所含的基因要多達一百倍。

這些微生物大部分出現在消化系統內，扮演著關鍵角色。這些腸道菌或腸道菌叢（gut flora）藉由分解我們本身無法分解的食物來產生能量，也有助於訓練人體免疫系統，辨識和攻擊有害生物，還能刺激細胞生長，甚至保護我們不受害菌侵襲。事實上，**許多人服用抗生素後出現的消化問題，都與失去這些有益健康的細菌有直接關係**。使用廣效抗生素就像是地毯式轟炸，會把一切殺個片甲不留，無法分辨敵我以及無辜的旁觀者。這就是為什麼許多醫生會建議服用抗生素時搭配優格：優格裡的友善細菌是益生菌，可以在腸道菌叢恢復到正常數量前，提供一些通常由這些菌叢負責協助的消化工作和保護。

不是所有以人體為家的細菌都那麼友善，因為就在此刻，你可能正為腦膜炎雙球菌、金黃色葡萄球菌、肺炎鏈球菌的首腦提供人體庇護，這些細菌可能會分別導致腦膜炎、毒性休克症候群、肺炎。幸好，你腸道內的數百萬微生物盟軍，也以控制住這些壞傢伙為己任。

經由所謂的**屏障效應**，腸道菌叢的菌落會占據消化道中的資源，防止這些危險細菌生長到危險的數量。益菌真的會與人體一同合作，確保害菌在這個微生物世界中無立足之地。為了達到類似效果，有些醫生會建議容易感染念珠菌的女性服用益生菌，不是吃含有益生菌的食物，像是優格，就是吃補充益生菌的營養品。就像這些友善的益生菌在消化系統內發揮的作用，牠們也會像人體天然益菌般，產生屏障效應，抑制陰道念珠菌的生長。有些益生菌之所以友善，原因之一與牠們愛好的金屬有關。還記得幾乎地球上所有形式的生命都需要鐵才能生存嗎？其中一個例外正好也是最常見的益生菌，稱為**乳酸桿菌**（Lactobacillus），這種細菌攝取的不是鐵，而是鈷和錳，表示它不會搜括你體內的鐵質。

你的消化系統是一座名副其實的叢林，上百種細菌為生存而競爭，多數會與你一同合作，但少數只要有機會，就準備與你作對。當生物和其棲身的宿主之間屬於互利關係時——通常人類與腸道菌便是如此，這種關係就稱為共生。不過，情況往往不是這樣。幾內亞蟲是徹頭徹尾的寄生蟲，靠著人類宿主維生，只為自身著想，沒有半點貢獻，只會造成傷害。當幾內亞蟲的受害者感到自身有股衝動，想把幾內亞蟲造成的疼痛之處猛地泡進冷水中（因此讓寄生蟲散播出去），受感染的人正是在體驗一種操縱宿主的情況——這種現象就是寄生蟲促使宿主做出有助於寄生蟲生存與繁殖的行為。

檢視自然界中一些最極端的宿主操縱實例，我們就能更瞭解寄生蟲如何得以影響我們自身的行為。所以，在繼續探索人類、微生物和兩者互相演化之間的關係前，先來踏上返回真正叢林的旅程，研究活生生的「變體人」，或者是「魔蜘蛛」，隨便怎麼說都可以。

⊕

Plesiometa Argyra是一種中美洲原生的圓網蜘蛛，圓網蜘蛛家族成員眾多，數量超過兩千五百種，在全球各地結著圓網。正如其名，這些小傢伙會結出大家熟悉的圓形蜘蛛網，中央有個靶心。我們要談的這種蜘蛛，以及與牠有特殊關係的Hymenoepimecis argyraphaga寄生蜂，是科學家威廉·艾柏哈德（William Eberhard）熱衷研究的對象。由於這些昆蟲只有拉丁文名稱，我們就把蜘蛛叫作考德領主（Thane of Cawdor）[10]，稱寄生蜂為馬克白夫人（Lady Macbeth）。

考德在哥斯大黎加的叢林過著快樂的生活，織著圓網，捕捉誤闖自家的獵物，將其包裹起來，晚點再享用。接著，某一天，看起來不知從何冒出的馬克白夫人飛了過來，螫了考德一下。考德因此癱瘓。此時，寄生蜂在蜘蛛的腹中產下一顆卵。十到十五分鐘後，考德醒來，繼續忙自己的事，也就是結網、設陷阱捕捉獵物。牠一點也不曉得，從馬克白夫人用螫針刺自己的那一刻起，就注定落到跟自己同名之人一樣的下場。這隻寄生蜂成蟲在蜘蛛腹中下的卵，很快就孵化成幼蟲。而這隻幼蟲，就叫馬克白寶寶好了，會在蜘蛛的腹部裡鑽洞，慢慢吸食蜘蛛的血。接下來的幾天，寄生蜂幼蟲會靠著這隻蜘蛛維生，蜘蛛則繼續結網，對這一切毫不知情。

然後，當幼蟲準備結繭，開始進入轉變為成蟲的最後一個階段時，馬克白寶寶會注射化學物質到老考德的體內，完全改變蜘蛛的行為，有效將其變成幼蟲的奴隸。這時，蜘蛛不再結出圓網，而是在同樣幾根輻絲上爬來爬去，來來回回多達四十次，打造保護幼蟲蟲繭的特殊蛛網。接著，近午夜時分（大自然絕對能營造戲劇張力），蜘蛛會在這個特殊蛛網的中央坐下，一動也不動。一切全靠馬克白寶寶來收尾。

10. 莎士比亞四大悲劇之一《馬克白》中，由主角馬克白所繼承的頭銜。

幼蟲會殺死靜止不動的蜘蛛，基本上就是把牠吸個一乾二淨。幼蟲用餐完畢，便將蜘蛛毫無生氣的軀殼丟到叢林的地面上。隔晚，牠會吐絲作繭，包住自己，掛在死掉蜘蛛強化過的蛛網上，進入成長期的最終階段。約一週半後，一隻寄生蜂的成蟲便會破繭而出。

研究人員尚未完全瞭解寄生蜂幼蟲是如何挾持蜘蛛，改變後者天生的結網行為。要澄清的一點是，蜘蛛並沒有表現出全新的不同行為，因為重複織出特殊「繭之網」的步驟，本來就是結出正常蛛網五個基本步驟的前兩步，蜘蛛只是一而再再而三重複這兩個步驟，像是某種循環播放的音樂不斷重複。艾柏哈德博士說：「寄生蜂幼蟲利用某種生化方式，操控了蜘蛛的神經系統，使蜘蛛只做次要日常工作的一小部分，這通常只是打造圓網的其中一環，而其他的日常行為則同時受到壓抑。」

艾柏哈德博士的研究也清楚表明，不論幼蟲注射的生化物質是如何發揮效用，很快就會見效，也會持續一段時間。在實驗室的研究中，如果在蜘蛛開始結出繭之網但尚未完成前，將其體內的寄生蟲移除，也就是寄生蜂幼蟲在施予心智控制後，但還沒殺掉蜘蛛前，我們的蛛形綱朋友會持續打造繭之網好幾天，最終才會恢復結出正常蛛網的日常。

自然界到處都是操縱宿主的例子，而不怎麼令人驚訝的是，一般來說，這些實例都屬於寄生物努力要繁殖的關鍵一步。對許多寄生物來說，重點就在於：我要如何從這個宿主到達下個宿主的身上？再回來談操縱人類的寄生物前，先來看看一種運輸問題格外令其傷透腦筋的寄生蟲。

⊕

槍狀肝吸蟲（Dicrocoelium dendriticum）是生活在牛羊肝臟裡的小蟲。如果你和家人住在羊的體內，不想在羊死去時，整族也跟著滅亡，就得找到辦法，把小孩弄到另一頭羊的內臟裡。肝吸蟲成蟲產卵後，這些卵會經由宿主的糞便排出，保持休眠狀態，直到某隻陸生蝸牛出現，把這些糞便吃掉，連帶吃下蟲卵。蟲卵只要被吃掉，就會在蝸牛體內孵化，最終，這些新生肝吸蟲會隨著蝸牛的黏液被分泌出來。螞蟻會以這些黏液為食，成為這些肝吸蟲搭上的新便車，但眼前還有一段很漫長的路要走。好好想一想：你正在搭螞蟻的便車，必須要進入羊的體內，該怎麼辦？

寄居在螞蟻身上的肝吸蟲長大時，其中一隻會鑽入螞蟻的大腦，操控螞蟻的神經系統。突然間，這隻肝吸蟲宿主的螞蟻出現了完全異常的行為。每晚，這隻螞蟻會離開蟻群，尋找翠嫩的青草，爬到葉尖，停著不動，顯然像是要自殺一樣，等著被放牧的羊在嚼食青草時吃下肚。螞蟻如果沒被吃掉，白天就會返回蟻群，隔晚再找另一片葉子。最後，等螞蟻連同葉片一起被吃掉後，肝吸蟲就會從新宿主的消化系統出發，前往占據另一個肝臟。

寄生型的金線蟲（Spinochordodes tellinii）會在南法的蚱蜢體內長為成蟲。就像賴著不走的過夜訪客一樣，這又是另一種會讓宿主出現自殺行為的寄生蟲。金線蟲的幼蟲只要發育成熟，就會釋出特化蛋白質，迫使不幸的法國蚱蜢找到最近的水池，直接跳進去，有如停靠在馬賽港的酒醉水手，忘了自己不會游泳。進到水中後，當蚱蜢正在淹死的同時，金線蟲會從蚱蜢體內滑溜出來游走，尋找對象繁殖後代。

要知道，蟲類不是唯一有辦法操縱宿主的生物。病毒和細菌向來都在忙著進行複雜的宿主操縱行為。狂犬病病毒是個有趣的宿主操縱例子，涉及了不只是單一層面的操縱。狂犬病病毒會占領宿主的唾腺，使宿主吞嚥困難。正是這點導致了狂犬病典型的口吐白沫特徵，因為無法吞嚥，會讓動物毫不意外地滿嘴充滿了狂犬病病毒的唾沫。等到患病動物的嘴邊吐出白沫時，病毒很可能已經感染了宿主的大腦，並透過化學作用，讓動物感覺愈來愈激動，且更具攻擊性。動物感到激動又具有攻擊性時，就會亂咬。當牠們滿嘴都是充滿了狂犬病病毒的唾沫時，咬到的地方就會被感染。怒氣沖沖的一咬加上含有病毒的唾液，就等於找到新的宿主，代表病毒得以生存與繁殖。用「氣得口吐白沫」來形容憤怒和攻擊行為的說法，不是文化中唯一源自狂犬病的結果。在狼人的神話中，受害者被咬一口，就會變得跟咬自己的人一樣，化身為一頭抓狂的野獸，這個神話極有可能幾乎就是起源於古代人觀察到狂犬病發作時的情形。

淪為奴隸的蜘蛛和有自殺傾向的蚱蜢，都是宿主操縱的極端例子。珍妮絲・摩爾（Janice Moore）是科羅拉多州立大學的生物教授，研究宿主操縱已經超過二十五年，注意到在某些情況下，操縱宿主帶來的改變可能極為劇烈，導致受感染的宿主根本變成另一種生物：

相較於未受感染的同類，被寄生的動物有可能屢次經歷極大的改變，幾乎可說是變成了擁有相同機能的不同物種。

另一方面，許多操縱宿主的情形較難察覺，至少表面上看起來很自然。要注意的是，即便在圓網蜘蛛和寄生蜂幼蟲的例子中，幼蟲其實都沒有完全取得對蜘蛛的控制。幼蟲反而是透過化學方式來操縱，讓蜘蛛做出比起自身，更有益於幼蟲的行為。但蜘蛛依然活著，也有意志，畢竟，結網固定動作中的那兩個步驟是蜘蛛本來就有的行為，而不是來自寄生蜂。同樣地，當感染幾內亞蟲的人把手浸到冷水池中，想減輕疼痛，幾內亞蟲當然並沒有真的控制他們的腦袋，而是演化出能刺激宿主做出有助於自己生存與繁殖的行為。

好消息是，我們比蜘蛛聰明多了。我們愈瞭解寄生蟲如何操縱宿主，尤其如果宿主是人類的時候，就愈能處理受到操縱的影響，並控制結果。有時候，唯一有效的方法也許是杜絕讓危險寄生蟲會繁殖的行為，就像是幾內亞蟲的例子。有時候，正如很快就會看到的例子，我們也許能將寄生蟲的演化帶往更有利或至少較無害的方向。畢竟，演化紀錄中多的是證據。只要想想你肚子裡的所有那些細菌，正在幫你消化不該當午餐吃的那將近半公斤哈根達斯冰淇淋就知道了。

⊕

弓蟲（Toxoplasma gondii）是一種可以感染幾乎所有溫血動物的寄生蟲，卻只能在貓的體內才能繁殖。弓蟲繁殖是靠在宿主活著的期間複製自己，但只有在貓的身上才會進行有性生殖，產生新的卵囊或孢子，這些有性生殖的產物才能繼續尋找新宿主。感染弓蟲的貓會把卵囊隨著糞便排出，散布在各處。這些卵囊是小卻堅硬的有機體，在不利環境下可存活長達一年。齧齒動物、鳥類或其他動物攝取這些卵囊時，就會受到感染，動物也可能因為吃下受感染的動物而被感染。人類可能會因為吃下未煮熟的肉或沒洗乾淨的蔬菜，或是處理完貓砂後，而攝取到卵囊。

動物一旦被感染，弓蟲的細胞就會經由血液散布全身，鑽進肌肉細胞和腦細胞。這種感染聽起來相當噁心，畢竟有誰會想要寄生蟲永久進駐自己的腦內？但一般認為，弓蟲對多數人通常都無害，但晚點再來多談這個部分。弓蟲症也極為普遍，多達半數的全球人口都受到感染，而且還不只限於你可能想得到的那些地區。根據美國疾病管制與預防中心，科學家認為兩成以上的美國人口都受到感染，法國則是近九成（有些流行病學家認為，**食用生肉和弓蟲感染率之間具有關聯**，這可能或多或少解釋了法國的高感染率，畢竟，生牛肉料理的**韃靼**〔tartare〕一詞就是來自法文）。

不過，這一切都沒有解釋弓蟲是怎麼回到貓的體內，這就是事情開始變得有意思的地方了。弓蟲雖小，卻是宿主操縱大師——尤其是針對小鼠和大鼠。小鼠（或大鼠）吃下被弓蟲感染的貓糞便後，寄生蟲會照常行動，進入小鼠的肌肉細胞和腦細胞。寄生蟲只要進到小鼠的腦內，就會用我們還不完全瞭解的方法，深深影響小鼠的行為。首先，小鼠會變得既胖又沒活力。接著，小鼠會喪失對掠食者與生俱來的恐懼，也就是對貓的恐懼。事實上，有些研究已經顯示，受感染的小鼠非但沒有逃離貓撒尿標記的地盤，實際上反而被那種氣味吸引。你知道受貓的氣味吸引又行動緩慢的胖老鼠，科學上會怎麼稱呼嗎？

貓糧。

這種情況正好讓弓蟲能前往牠想去的地方。

前不久有提到，一般認為弓蟲大都對人類無害。不過，那是大都數的情況下，但未必總是如此。首先，如果免疫系統嚴重受損的話，像是與愛滋病毒共存的人，很可能會出現嚴重的併發症，因為他們身上已經有即便免疫系統運作完全正常的人都應付不來的多種感染了。這些併發症可能包括失明、心臟和肝臟損傷、大腦發炎，最後一種稱為**腦炎**，可能會導致死亡。另一群必須多加留意的人是孕婦。依據孕期長短的不同，孕婦如果受到感染，胎兒跟著被感染的機率可能高達四成，也可能導致與上述類似的嚴重併發症。如果女性在懷孕之前的某個時間點，就已經受到感染，那就沒有這種風險，因為胎兒唯一可能會受到危害的情況，就是在女性感染的初期階段。但光是如此，孕婦和免疫系統受損的人就應該避吃生肉，讓別人清空貓砂盆。

另外，愈來愈多證據顯示，有些人感染過**弓蟲症**後，可能引發思覺失調症。福樂．托利（E. Fuller Torrey）是著名的精神科醫師和思覺失調症研究專家，在二〇〇三年發表了關於上述理論的多篇論文。思覺失調症患者的弓蟲感染發病率看起來顯然比較高，儘管目前還不清楚兩者之間的因果關係。弓蟲也許是思覺失調症的一個誘發因子，但也或許是思覺失調症患者更有可能做出讓自己接觸到弓蟲的行為，比如衛生習慣不佳。這個領域確實值得好好探究一番，因為才不過十年前，科學家還對感染可能造成潰瘍嗤之以鼻，然而如今，這已經是經過證實的事實了（當然了，證實兩者關聯的貝利．馬歇爾醫師〔Barry Marshall〕還得吞下細菌，讓自己得到潰瘍，才能讓「專家」認真看待這件事。不過，人有時候是會獲得公道的，馬歇爾醫師與同仁羅賓．華倫〔J. Robin Warren〕由於他們的發現，在二〇〇五年共同榮獲諾貝爾生醫獎）。

近期研究也支持弓蟲可能引發思覺失調症的看法，因為實驗證明患有弓蟲症的小鼠得到抗精神疾病藥物後，行為會有所改變。約翰霍普金斯大學的研究人員正在試驗，思覺失調症患者是否可能透過服用抗生素對抗弓蟲症。如果托利醫師是對的，弓蟲感染確實可以引發思覺失調症的話，將為大家刻板印象中的養貓瘋癲女士賦予全新意義。

由於弓蟲會對齧齒動物腦中的化學作用產生劇烈影響，科學家也在人類身上尋找該寄生蟲影響的證據，並不令人意外。確實有證據顯示，相較於未受感染的人，感染弓蟲的人在行為上會出現些微差異。這裡要再次申明，我們不清楚究竟是弓蟲導致了這些行為，還是具有這些行為傾向的人更容易接觸到弓蟲，但不管怎樣都很有意思。

布拉格查理大學的亞洛斯拉夫．富雷格（Jaroslav Flegr）教授是專攻此領域的研究專家，他發現感染弓蟲的女性會花更多錢買衣服，也始終都被認為比未受感染的女性更具吸引力。富雷格如此總結了自己的研究成果：

> 我們發現她們（受感染的女性）更隨和、更親切，朋友較多，也更注重自己的外表。然而，她們也較不值得信任，跟男性的關係較為複雜。

另一方面，富雷格發現受感染的男性較不修邊幅，更有可能獨來獨往，也更好鬥。他們也更容易起疑心和嫉妒他人，比較不願意按規矩行事。

假如弓蟲真的能以上述任何一種方式影響人類的行為，很有可能是寄生蟲演化出操縱齧齒動物能力的意外結果。這多少可以解釋為什麼比起對齧齒動物的影響，弓蟲對人類可能造成的影響似乎更加輕微，因為弓蟲操縱的目的是要讓齧齒動物被貓吃掉，而貓才是弓蟲主要生命週期進行的地方。人類和其他動物受到感染，對這種寄生蟲來說差不多就像是意外的好處。弓蟲為了影響齧齒動物的行為而演化出的化學物質，可能也會對人類的大腦發揮作用。但不管產生的是什麼作用，從演化的角度來看，都不算是宿主操縱，因為這些行為對寄生蟲沒有半點幫助——除非你知道有哪種貓專吃精心打扮的女人。

⊕

多數人都認為打噴嚏是一種症狀，但這其實只講對了一半。正常的打噴嚏出現時，表示人體自衛系統察覺到有外來入侵者想從鼻腔闖入體內，於是為了擊退入侵者，就用噴嚏將其逐出體外。但如果是感冒時打的噴嚏呢？當感冒病毒已經寄住在上呼吸道時，這種方法顯然絕對沒辦法把病毒趕出去。感冒時打的噴嚏是完全另一回事，感冒病毒已經學會要引發噴嚏反射，才能感染你的家人、同事、朋友，好找到新的地方住。

所以，沒錯，打噴嚏是一種症狀，但如果是因為感冒才出現，就是具有目的的症狀，而這個目的與你無關。這點適用於許多被認為是傳染病的症狀，這些症狀其實都是宿主操縱的產物，源頭就是任何的細菌或病毒，目的則是為了在感染我們後，讓我們在不知不覺中協助它們跳到下一個宿主身上。

許多有小孩的人都知道，蟯蟲感染是北美兒童身上最常出現的傳染病之一。美國疾管中心認為，無論何時，約五成左右的美國兒童大概都有蟯蟲。蟯蟲成蟲約一公分長，看起來跟小小一段白線差不多。蟯蟲會在大腸內發育為成蟲，以那裡的消化物為食，最終也在該處交配。夜晚期間，懷孕的雌蟲會鑽出大腸（就跟所有其他腸內的東西一樣），把微小的卵產在被感染的兒童皮膚上。同時，雌蟲也會留下過敏原，使人嚴重發癢。這些蟯蟲通常不會造成什麼傷害，只會讓人發癢，但牠們絕對會想要小孩去抓這個發癢的部位。

有蟯蟲的小孩抓屁股時，蟯蟲的卵就會卡在指甲縫裡。每天早上如果沒有好好把手洗乾淨，包括指甲縫，這些卵很容易就會散播到各處。蟯蟲的卵又小又黏，輕易就能從手上轉移到小孩摸過的每樣東西，像是門把、家具、玩具，甚至是食物。當其他小孩碰到這些東西的表面後，就會沾附到一些蟲卵。最終，這些不安分的手指會伸進嘴巴，一些蟲卵就會經由口腔被吞下肚，蟯蟲於是在小腸孵化，爬到大腸，再次展開生命週期。蟯蟲只生活在人類體內，所以與一般認為的不同，人類不會從其他任何動物身上感染蟯蟲（不過，如果手指上有蟲卵的人碰過寵物後，蟲卵很容易就會從寵物的毛上沾附到別人身上）。蟯蟲要生存下去，需要在人類宿主之間移動，因此演化出了簡單有效的操縱宿主方法，協助牠們完成這段旅程——也就是抓癢和散播。

其他疾病所產生的症狀，操縱我們的方式較為被動，但目的都是為了要讓病原體散播和繁殖的過程更加輕鬆。**霍亂**是經由水傳播的疾病，會引起嚴重腹瀉。情況嚴重的時候，持續性腹瀉可能導致脫水和死亡。但就像蟯蟲會讓人抓癢、感冒會使人打噴嚏，霍亂造成的腹瀉不只是一種症狀，還是傳染途徑。這就是霍亂弧菌如何得以進入供水系統，確保能找到新宿主。

瘧疾也會操縱人類宿主，就這種疾病來說，其手段便是讓人喪失行動能力。感染瘧疾的人會交替出現高燒和冷顫的可怕循環，伴隨著身體虛弱和疲累的情形，而當你躺在床上，累到手臂都舉不起來時，就成了蚊子眼中相當無助的目標。蚊子叮了被感染的人類時，會吸入大量造成瘧疾的原生動物，接著，這些帶有病菌的瘧蚊會飛走，感染其他人。

操縱人類宿主的研究才剛展開，就已經揭露了一些驚人的見解，有希望能帶來新的觀點，瞭解某一大類疾病的背後成因與可能療法。先前討論過，當弓蟲從貓跳到其主人身上時，有時可能會引發思覺失調症。近期有研究顯示，儘管該研究仍有爭議，強迫症和兒童感染鏈球菌之間可能有關係。

鏈球菌科所造成的人類疾病有一長串，從鏈球菌咽喉炎到猩紅熱、細菌性肺炎，還有風濕熱。許多種鏈球菌都會出現稱為**分子擬態**（molecular mimicry）的現象，也就是展現出人類細胞的特徵，好騙過人類的免疫系統。這些細菌模擬的細胞，包括了出現在心臟、關節，甚至是大腦內的細胞。人在受到細菌感染後，免疫系統會產生抗體，攻擊入侵者。如果入侵者藉由分子擬態，部分偽裝起來，可能會導致**自體免疫疾病**。免疫系統會認出細菌入侵者所帶來的威脅，但製造出來的抗體卻會攻擊所有形似細菌的細胞——包括人體本身的細胞在內。這就是為何有些罹患風濕熱的小孩，最後會出現心臟問題，因為他們感染的細菌會有點像心臟瓣膜，導致抗體攻擊了真正的心臟瓣膜。

美國國家心理衛生研究院的研究人員蘇珊・斯維多（Susan Swedo）醫師認為，某些鏈球菌感染可能會引發自體免疫疾病，導致抗體帶頭發動針對基底神經節的攻擊，一般認為基底神經節是腦中控制運動的區域。研究人員稱這種疾病為PANDAS（熊貓症候群），全名為「合併鏈球菌感染的兒童自體免疫神經精神異常」（pediatric autoimmune neuropsychiatric disorder associated with streptococcal infection）。孩子罹患熊貓症候群的父母都形容子女出現令人心碎的轉變，往往就發生在一夜之間。小孩受到感染不久後，會突然出現重複性抽動、無法控制的觸摸動作，以及嚴重焦慮。

目前還不清楚這是否真的是宿主操縱的例子，因為這取決於行為上的改變是否有助於細菌傳播。理論上，當然不難想像無法控制地重複觸摸玩具、家具、其他小孩，都會把病菌散播出去。強迫症和鏈球菌感染之間的關係也有可能並不屬於宿主操縱，而是細菌為了騙過免疫系統，才附帶產生的結果。

但有一點很清楚：我們才剛開始要瞭解傳染原影響人類行為的無數種手段。其中一項新興研究領域正在探討，性傳染病也許其實非常有可能會影響人的性行為。我並不是在暗示，這種影響會讓幸福的已婚男子變成欲求不滿的外遇渣男。事實上，這可能未必有利於病毒（或是真菌、細菌）。宿主濫交成性的話，可能會因為感染其他更有害的疾病，而搞垮身體。這會讓寄生病原被困在宿主體內，無法四處散播。對經由性傳染的寄生病原來說，它或許會想要你發生更多次性行為，但不要太多。

關於疾病影響人類性行為一事，有些研究人員正在檢視**生殖器疱疹**是不是有可能藉由影響人類的性欲感覺，進而影響人的行為。卡洛琳．哈塔爾斯基（Carolyn G. Hatalski）和伊恩．利普金（W. Ian Lipkin）任職於加州大學爾灣分校解剖學與神經生物學系，這兩位研究人員推測疱疹病毒可能會提高性欲感覺，因為這種病毒與負責處理這類感覺的神經會緊密交纏在一起。他們寫道：

我們推測，神經節受到感染可能會調節輸入性器官的感覺，導致性活動增加，提高病毒傳播的可能性，這種觀點相當有趣。

換句話說，有時候，疱疹病毒可能會希望你主動出擊一下。

當寄生物或疾病為了自身目的，進而影響人類的行為，就會出現宿主操縱的現象。但這當然不是疾病影響人類行為的唯一方式：為了有助於避開或控制疾病，我們已經演化出數千種個人、文化、社會方面的規範。有些行為是出於本能，例如對於某些景象和味道感到噁心作嘔，使人避開動物的排泄物或壞掉的食物，因為這些東西通常都充滿了傳染物質；其他則是後天習得的行為和社會壓力，打噴嚏時遮住口鼻就是個很好的例子，吃飯前洗手則是另一例。所有這些針對疾病的反應都稱為**行為表現型**（behavioral phenotype），也就是生物為了要讓基因組成和環境之間的互動對自己有利，因而出現的可觀察行為。

少數幾位演化精神病學家（在演化的脈絡下研究人類行為的科學家，並探討特定行為是否能帶來演化優勢）甚至提出，人類天生對陌生人感到恐懼，可能是根基於要避免得到疾病。這項理論起源的概念是，人類有兩大基本生物指令——生存與繁衍——使人建立起核心社會關懷的觀念，會關切自家孩子和近親的健康安危。這種關切態度意味著，在某些情況下，演化也許真的會讓我們為了孩子或甚至是近親能生存下去，而犧牲自己的生存機會。而根據這項理論，犧牲自己如果能救愈多親屬，人就愈有可能這麼做。從演化的觀點來看，這完全有道理：讓你自己基因的單一帶因者死亡（也就是你本人），是為了讓近親和大家庭身上的更大基因庫存活下去。

那當你因為致命且具有傳染性的感染而生病了呢？有些研究人員認為，當生病的靈長類動物被所屬群落拋棄時，可能其實有一部分是牠想要自行遠離，以保護同族不受感染。在文獻紀錄上，崖燕和擬穀盜[11]都出現過這種現象，當這兩種動物感染了寄生蟲，同一物種的成員似乎都會遷移遠離同族。

也有證據顯示，有些物種演化出一種機制，會迴避被危險寄生蟲感染的同胞。維吉尼亞州諾福克老道明大學的研究人員以眼斑龍蝦為研究對象，這種群居生物通常會集體居住在同一個巢穴裡。研究人員發現，當看起來健康的龍蝦感染了致命的病原病毒後，巢穴內的同伴就會迴避這些龍蝦，未受感染的龍蝦也會因此打包離開。真正驚人的地方在於，未受感染的龍蝦在生病的龍蝦出現任何症狀之前，就會先踏上水底公路了。這表示，上述的行為可能牽涉到某種化學層面的感測結果和觸發因子。

以下就是讓這項理論得以成立的原因。如果某些感染會促使生物為了保護自己的親屬，而遠離所屬群體，那麼當陌生的個體從山丘另一頭遊蕩過來時，其他群體會做何反應呢？**排外性**（xenophobia）是對外人抱持恐懼的正式說法，看起來幾乎是人類文化中的共通天性。**排外性可能是源自一般人內心深處的本能，想要保護所屬族群，不受會影響健康和生存的外來威脅傷害，包括傳染病在內。**當然了，若真是如此，瞭解排外的起源，將賦予我們另一項對抗一種本能的強大工具，前提是這真的稱得上是本能的話，因為這種本能早就失去作用了。

「超級細菌到處散播恐懼」

「新興致命感染難倒專家」

「細菌失控，抗生素無效」

你看過這些新聞標題，大概都把你嚇壞了。而這些都是真的，因為正如同我們為了從疾病中存活下來而演化，所有會造成疾病的生物也跟著我們一起演化。你已經看到寄生物是如何演化出極其特化的能力，為了生存而闖過眾多看似不可能挑

11. 一種出現在麵粉裡的甲蟲。

戰的難關，例如從一隻羊移往蝸牛身上，再跑到螞蟻身上，以便再回到另一隻羊身上。由於小型生物繁殖得如此快速頻繁，有時幾天內就更替了上百個世代，因此擁有一項比人類還大的演化優勢——演化得更快。以金黃色葡萄球菌（Staphylococcus aureus，醫生一般都簡稱為staph）為例，這種細菌極為普遍，現在可能就生活在你的皮膚上或鼻子裡。金黃色葡萄球菌會讓人長痘痘，也能造成致命感染，像是腦膜炎和中毒性休克症候群。許多可怕報導提到的抗生素耐藥性感染，讓醫院以及近期的職業與大學運動隊伍深受其擾，幕後黑手也正是這種細菌。

一九二八年，亞歷山大．弗萊明（Alexander Fleming）意外發現盤尼西林時，培養皿裡的盤尼西林正在抑制細菌的生長，而這種細菌實際上就是金黃色葡萄球菌。十四年後，盤尼西林首次用於治療人類的感染時，幾乎根本沒有金黃色葡萄球菌對盤尼西林具有抗藥性的相關報告。但只過了八年，也就是在一九五〇年，四成的金黃色葡萄球菌感染都具有盤尼西林抗藥性。到了一九六〇年，這個比例攀升到了八成。金黃色葡萄球菌感染的治療開始改採一種從盤尼西林特化出來的抗生素，稱為二甲氧苯青黴素（methicillin，或稱甲氧西林），在一九五九年首次問世，結果兩年後，就出現第一篇抗二甲氧苯青黴素金黃色葡萄球菌的報告。MRSA已經在醫院中扎根，治療方式也改成不同種類的抗生素，通常是採用萬古黴素（vancomycin）。第一起萬古黴素抗藥性的金黃色葡萄球菌的病例報告已經在一九九六年的日本發表。

這一切聽起來很嚇人，彷彿我們正在進行軍備競賽，而對方還擁有壓倒性的科技。但這只道出了一半的事實：**它們確實更快，但我們更聰明**。我們能夠思考演化的運作過程，試著把這點化為優勢，因為對方根本不會思考。要知道，驅使細菌行動的生物指令是生存與繁殖，就像驅使其他所有生物的指令一樣。那假如我們讓某種細菌能夠更容易在健康人類，而非生病人類身上存活，這難道不會產生一種演化壓力，不利於對人類有害的行為嗎？

這正是保羅．埃瓦德（Paul Ewald）的想法。

保羅．埃瓦德是演化生物學的先驅之一，專攻傳染病演化，以及病原體如何篩選或排除傷害宿主的特徵。生物摧毀宿主的程度稱為毒力（virulence）。感染人類的病原體中，毒力差異相當大：從幾乎無害（蟯蟲）、不舒服但不算危險（感冒），到迅速且極為致命（伊波拉病毒）。那為什麼某一種微生物會朝高毒力演化，另一種卻只要人類還能正常行動就滿足了？埃瓦德認為，決定毒力高低的關鍵因素，就在於特定寄生物是如何在宿主之間轉移。

如果你還記得所有傳染原都有相同的目標，也就是藉由感染新宿主，得以生存與繁殖，那埃瓦德的想法就開始變得相當有道理了。來看看微生物在宿主之間轉移的三大基本方式：

- 經由空氣或肢體接觸的近距離傳染：以這種方式傳播的疾病包括感冒和性傳染病。
- 搭媒介生物的便車，通常是蚊子、蒼蠅或跳蚤：這類疾病包含瘧疾、非洲睡眠病、斑疹傷寒。

● 透過受汙染的食物或水源來移動：霍亂、傷寒熱、A型肝炎，全都是經由這種途徑傳播。

現在來想一想，這對毒力來說代表什麼。根據埃瓦德的看法，第一類疾病會面臨不利於提高毒力的演化壓力。這些微生物仰賴宿主帶著自己到處移動，才有機會傳染給新宿主。這表示，這些微生物需要讓宿主保持相對健康的狀態，起碼一定要健康到能活動才行。**這就是為什麼當你感冒的時候，幾乎總是可以起床上班，即便整個期間都感覺很糟**。感冒病毒不會讓你不舒服到搭不了地鐵去上班，但一路上會猛打噴嚏和咳嗽。埃瓦德認為，感冒病毒中了演化樂透的頭彩，演化出來的毒力程度保證讓人類可以行動和生存。事實上，他認為，感冒病毒可能從未演化到會害死我們或讓我們嚴重喪失行動能力。

另一方面，當傳染原不需要宿主到處移動，情況就有可能加劇。先前也提到，瘧疾已經演化成會讓人失去行動能力，因為這種疾病不需要我們協助接觸新宿主，反而想讓我們容易受它吸血夥伴蚊子的攻擊。事實上，**瘧疾寄生蟲迫**

使宿主瀕臨死亡具有演化上的優勢。人的血中充斥愈多寄生的瘧原蟲，蚊子就有可能吸入愈多瘧原蟲，而當蚊子吸入愈多瘧原蟲，就愈有可能在叮咬其他人時感染對方。

霍亂的情況也很類似，霍亂弧菌不需要人類四處移動，尋找新宿主，因此沒必要選擇不利於提高毒力的條件。把髒衣服或床單拿去河川、池塘、湖泊清洗，霍亂很容易就會經由未受保護的水源散播出去，或是藉由汙水逕流傳播。這裡再次看到，霍亂朝有助於提升毒力的方向演化，其實具有優勢，因為隨著霍亂弧菌毫不留情地大肆繁殖，造成愈來愈多人腹瀉，受感染的人排泄出的弧菌複製體數量可能會高達十億，增加一部分細菌找到新宿主的可能性。

重點就是，傳染原如果有盟友（像是蚊子）或良好的傳送系統（像是未受保護的水源），與宿主和平共處就變得不那麼重要了。在這些情況下，演化很可能會偏好盡情利用宿主資源的寄生物版本，讓寄生物盡可能增殖——這一切對宿主來說都代表壞消息。

但對人類來說，倒未必是壞消息，因為埃瓦德認為，我們可以利用這種對毒力演化的瞭解影響寄生物，使其演化成毒力降低的版本。這個基本理論如下：讓不需要人類參與的傳染模式無法運作，所有的演化壓力突然就有利於讓人類宿主能夠起身出門了。

來看看這個概念要如何應用在霍亂爆發的時候。根據埃瓦德的理論，特定人口爆發霍亂時，霍亂的毒力應該會跟該人口的供水品質和安全與否有直接關係。如果汙水很容易就流進這些人洗滌或飲用的河川，那霍亂菌株便會朝提高毒力的方向演化，結果，基本上就是病菌會讓宿主衰竭，仰賴接觸供水系統來散播，因此能大量增殖。但如果供水源頭獲得完善保護，這種生物就應該會朝降低毒力的方向演化，因為當病菌待在活動能力較好的宿主體內愈久，傳播開來的機會就愈高。

自一九九一年起，祕魯爆發了一連串霍亂疫情，接下來數年間還延燒至整個中南美洲，這便為埃瓦德提出的理論提供了令人信服的證據。各國之間的供水系統從相當先進到原始至極都有。果然，當霍亂弧菌入侵了供水系統保護不佳的國家後，例如厄瓜多，病菌在散播的過程中，殺傷力變得更高。但在供水系統安全無虞的國家裡，比如智利，病菌就演化成毒力下降的版本，害死的人較少。

這件事所隱含的意義相當重大，與其挑戰細菌，發起抗生素軍備競賽，使其變得更強大、更危險，我們基本上反而可以要求細菌與我們和平共處。只要想像把這套理論應用在諸如霍亂等經水傳播的疾病就好了，如果把供水系統清理乾淨，無疑表示會有更少人受到感染，因為更少人喝下被汙染的水。但如果埃瓦德是對的，花在保護供水系統的每一分錢——因此也等於是控制了疾病的傳播途徑——也會實際將疾病本身的演化帶往較為無害的方向。正如埃瓦德所說：

我們應該要掌控這些致病生物體的演化，偏好那些影響溫和的品系，如此才能在實質上馴化這些致病生物體，使其變成比以前更溫和的版本。如果是溫和的品系，多數人就連被感染了也不會曉得，幾乎就像是這些人接種了免費的活疫苗。

如果每個瘧疾患者都睡在蚊帳裡或待在室內，可能也會促使造成瘧疾的原生動物惡性瘧原蟲朝類似的方向演化。假如蚊子無法接觸臥病在床的瘧疾患者，瘧原蟲這種微生物可能會由於演化壓力，而演化成讓受感染的人依然能行動，以便提高散播的機會。

埃瓦德當然知道自己的理論未必適用於所有情形。有些寄生物讓情況更形複雜，因為它們能夠在宿主體外存活很長一段時間。病原體如果可以等待數年，直到碰巧遇上潛在宿主，就不怎麼會受到來自傳染途徑的壓力所影響。炭疽（anthrax）便是這種等受害者送上門類型的病原體之一。在某些情況下，這種致命細菌可以在宿主體外存活超過十年。就這類例子來說，由於病原體能夠在宿主體外存活，從演化的角度來看，就比較不用擔心要如何傳染給宿主，因此減少傳染途徑難以影響其毒力。

我們已經曉得人類可以影響細菌的演化，所有那些抗藥性金黃色葡萄球菌菌株的演化，就是確鑿的證據。但埃瓦德的理論利用演化讓**細菌**比人類更具優勢的概念，反過來套用在細菌身上：

不是藉由參與某種軍備競賽，利用一種抗生素武器對付這些微生物，讓這些微生物演化出對抗這種抗生素的防禦武器，然後，我們就得改用另一種抗生素，永無止境如此循環。反而，我們對要讓演化在哪裡停下腳步有所概念，據此調整環境，這些微生物才能自然而然朝這個終點演化，結果不只對其有利，對我們也有利。

瞭解導致傳染病的生物是如何在人類之間、四周、體內一同演化——我們影響著它們的演化，正如它們影響我們——將會帶來新見解，懂得這些疾病是如何影響人類，以及為了讓人類受益，又要如何控制這些疾病。而像這樣的知識，已經讓我們有機會中斷可怕疾病的傳染途徑，例如幾內亞蟲，也顯示出有強效方法，可以改變疾病的演化方向，像是霍亂和瘧疾，這類疾病遠早在有歷史紀錄前就已經讓人類深受其害了。

到頭來，只要是活著的生物都想做兩件事：生存與繁殖。幾內亞蟲想，瘧原蟲想，霍亂弧菌也想——我們人類當然也是。而我們與它們的差別，也是我們極大的優勢，只在於一件事。

我們曉得演化。

CHAPTER 6

基因大躍進

其實，

基因是可以改變的

十八世紀末，當時只是英格蘭格洛斯特郡鄉村醫生的愛德華．金納（Edward Jenner），注意到了一種驚人現象。擠奶女工感染牛痘（經常跟乳牛共處就會發生這種事），似乎對天花具有抵抗能力。然而，牛痘在人類身上的感染症狀非常輕微，但天花就相當危險致命

因此，金納想知道，自己是否能刻意重現這種效果。他從被感染的擠奶女工身上刮下牛痘造成的膿瘡，刻意感染幾名少年。果然，他的直覺沒錯。感染牛痘就能預防天花，而愛德華．金納這位終究不只是個單純的鄉村醫生，手上握有人類最初的疫苗。疫苗的英文vaccine一字其實源自牛的拉丁文vacca，以及牛痘的拉丁文vaccinia。

如今，我們已經更加瞭解疫苗接種是如何發揮作用了。一切都始於我們想要接種什麼疫苗，然後找到該病毒較無害的版本（之所以無害，是因為病毒已經被弱化或者殺死再加以粉碎，又或者像牛痘一樣，是與有害病毒關係近得足以讓人體能辨識出來，卻也遠得不會引發嚴重疾病）。接著將無害病毒引入體內，便能刺激人體的免疫系統，製造出專為防禦這種病毒而量身打造的抗體。之後，如果

我們真的接觸到這種病毒的有害版本，身體就會立刻準備好展開自衛行動。舉例來說，牛痘只會讓人出現非常輕微的感染，但病毒結構與天花極為相似，因此人體免疫系統為了對抗牛痘而產生的抗體，也能對天花發揮作用。如果人體少了正好合適的既存抗體，發起攻擊的病毒可能會在免疫系統有時間製造反擊所需的抗體前，就先讓人病倒了。

以下才是事情真正變得有趣的部分。外頭有數不清的潛在微生物攻擊者，而人體為了反擊，會針對每一種製造出特定的抗體。長久以來，科學家都不懂人體是如何做到這點，因為人類看起來似乎就是沒有足夠的活化基因，可以指示生成所有這些抗體。

當然了，他們那時並不曉得**基因能夠改變**。

每個人最初都是源自一個細胞，和最簡單形式細菌一樣多的細胞數量——一個。這個單一細胞，或稱合子（zygote），是由父親提供的一個精細胞和由母親提供的一個卵細胞結合的產物。數百年來演化的壓力、反應、調適、篩選就匯集在這個最初的細胞，其中包含了每一道遺傳指令，才能製造出用來打造人類的蛋白質。所有這些指令都由大約三十億對核苷酸（nucleotide）所攜帶，這些成對的核苷酸稱為DNA鹼基對，一般認為這些鹼基對所含的基因數不到三萬。這些基因本身構成了二十三對染色體，總共有四十六條。

二十三對染色體的其中一組來自母親，另一組來自父親。除了第二十三對的性染色體外，每一對染色體都兩兩配對。換句話說，每條染色體都攜帶同一種指令，即便這些染色體指揮人體執行這些指令的方式天差地別。舉例來說，假設特定染色體含有你手指會不會長毛的指令好了，染色體中可能讓你手指長毛的編碼指令來自你父親，而染色體中讓手指無毛的編碼指令則來自你母親。在這個例子中，你手指將會長毛，因為手指長毛的性狀是顯性，手指無毛的性狀則為隱性。這表示，只要有一個手指負責長毛的基因，就足以讓你表現出這個性狀。如果要讓你的手指頭不長毛，就需要父母雙方的基因都是負責手指無毛的類型。

除了唯一一個非常重要的例外，你體內的每個細胞通常都含有同樣的

ＤＮＡ，也就是兩組完整的染色體，其中的所有基因都包含所有打造每種蛋白質和每種細胞的指令，唯一的例外是生殖細胞，也就是彼此結合後才能產生後代的細胞。精子和卵子各自都只含一套的二十三條染色體，兩者結合形成合子時，這個最終產生的細胞擁有完全互補的四十六條染色體，各有二十三條的兩套染色體。從媽咪懷上你，單細胞合子準備要著床在她子宮的那一刻起，每個細胞就含有打造出你的完整藍圖，你的腳趾甲有打造腦細胞的基因編碼，而你的腦細胞也有腳趾甲和手指甲，還有血球，以及幾乎是你體內所有其他部分的基因編碼。

然而更有趣的是，含有打造細胞指令的ＤＮＡ不到百分之三。絕大都數的ＤＮＡ，意即百分之九十七的ＤＮＡ不會打造任何東西。仔細想想這一點，如果從你體內取出任何一個細胞的ＤＮＡ，全部排成一列，將會從地面達到美國職籃選手俠客．歐尼爾（Shaquille O'Neal）頭頂兩百一十六公分的高度，但負責編碼打造身體的ＤＮＡ甚至不到他的腳踝。

科學家一開始稱所有這些額外的遺傳物質為「垃圾ＤＮＡ」。他們原本以為，如果這種ＤＮＡ不負責製造細胞的編碼，基本上就是寄生在人體內，差不多就等於是在基因庫裡打混數百萬年，對基因的保養維修沒有半點貢獻。換句話說，科學家認為這種ＤＮＡ對我們根本一點用處也沒有，只是透過生命搭個便車，不會傷害也不會幫助我們，只會幫自己一把而已。

一連串新研究開始證實，先前這種所謂垃圾ＤＮＡ是無用的假設，是胡說八道。原來，我們基因組裡這一部分的大量遺傳資訊，可能在演化中扮演著關鍵角色，隨著科學家重新評估這些ＤＮＡ的重要性，科學界對這種ＤＮＡ的重視程度也開始改變，這些遺傳物質的正式名稱甚至還升級了，從垃圾ＤＮＡ升級為**非編碼DNA**（noncoding DNA），表示它不直接負責製造蛋白質。

也許最令人意外的是，這些非編碼ＤＮＡ多數源自何處。你知道有種美好未來的概念是細菌、病毒、人類全都快樂健康地一起共存嗎？假如我告訴你，這種情況早就成真了呢？

幾乎每一個人類細胞都含有微小的粗工，叫作**粒線體**，功能就像是專屬發電廠，產生能量供細胞運作。多數科學家現在都認為，**粒線體曾經是獨立的寄生細菌，與我們在哺乳動物前的祖先發展出互利共生的關係**。這些可能曾是細菌的東西不只住在你幾乎所有的細胞當中，甚至有自己的遺傳DNA，稱為粒線體DNA（mitochondrial DNA）或mt DNA。

古代細菌不是唯一與人類結合的微生物。研究人員現在認為，你的DNA有高達三分之一是來自病毒。換句話說，人類的演化不只受我們要**適應**的病毒和細菌所影響，大概也受病毒和細菌的**嵌入**所影響。

⊕

直到最近，科學界都還異口同聲主張，基因的改變是意外突變的產物，這些突變則是由只會隨機出現且向來罕見的錯誤所造成。以下是這些突變發生的過程。細胞生成時，DNA會由「母」細胞複製到「子」細胞。這個過程通常會產生正確的複製品，但在產生構成DNA一長串資訊的過程中，確實會出現錯誤。為了保護生物不受這些錯誤影響，轉錄過程會輔以一套校對機制。這些校正者非常厲害，如果可以拿這些校正者供出版公司使用，就會讓所有的校對人員失業。這些校正者的錯誤率低得驚人——每十億次的複製過程中，只會有一個錯置的核苷酸。如果某個錯誤真的被放過了，不論新的DNA序列有多麼微小的不同，都算是突變了。

生物接觸到輻射或強效化學物質（例如香菸煙霧中的那些物質和其他致癌物），也會產生突變。這種情形出現時，有可能會讓DNA重排。在遺傳工程讓我們能從分子層面改造食物之前，植物育種家如果想創造生產效率更高的作物，比方說更耐寒或結出更多果實，就會用宛如直接出自科幻作品《星際爭霸戰》的射線槍，猛烈照射那些作物的種子，多數時候，這些被照射過的種子根本不會發芽，但這種粗暴拙劣的基因操作方法，偶爾會產生有利的性狀。

甚至連太陽都可能造成突變，而且不光是曬黑你的皮膚，導致皮膚癌，還能帶來全球性的影響。每隔十一年，太陽黑子活動會達到高峰，爆發出不斷增強的太陽輻射。這股能量大都會因為地球的巨大磁場而偏離，但有些可能會「漏」進來，使地表陷入大混亂。

一九八九年三月，太陽黑子活動的高峰期造成了巨大的電力突波，導致美國東北部和加拿大的部分地區，超過六百萬人沒有電。從太陽噴發出來的能量是如此龐大，使得衛星失控脫離軌道，加州的車庫門開開關關，數百萬人得以一窺有如北極光的美景，南至古巴都看得到。

太陽黑子高峰期所造成的混亂可能不只如此。這些太陽黑子高峰期和地區爆發流感疫情之間，具有奇妙關聯。在二十世紀，九次的太陽黑子高峰期中，有六次伴隨著大規模的流感疫情爆發。事實上，二十世紀爆發的最嚴重流感疫情，就發生在一九一七年的太陽黑子高峰期之後，在一九一八年和一九一九年間造成了數百萬人死亡。這當然有可能只是巧合。

或者也有可能不是。一般認為，疫情爆發和大流行的成因是**抗原漂移**（antigenic drift，病毒的DNA發生突變），或是**抗原轉移**（antigenic shift，病毒從相關品系獲得新基因）。當病毒出現抗原漂移或轉移，產生的差異顯著到人體無法辨識，也沒有能與之對抗的抗體，也就意味著麻煩大了。這就好像逃犯取得了全新身分，讓追捕的人無法認出來。是什麼造成了抗原漂移？是突變，突變可以由輻射造成。而太陽每隔十一年就向外噴出遠比平常來得多的輻射。

當某個生物的生殖過程出現突變，演化便有可能就此展開。在多數情況下，這個突變會帶來有害影響或毫無影響。不過極少數的隨機突變會讓帶因者取得優勢，有更好的機會可以生存、成長、繁衍。而在這些情況下，天擇就會發揮作用，讓這個突變接連相傳數個世代，在族群中散播開來，於是就發生了演化。

對一個物種真正有益的特質，最終會傳遍整個物種，就如同流感病毒株獲得新的性狀，便能引發大流行。但眾人曾以為，生物只會偶然才碰上有利的突變。要知道，**一個物種的優勢當然可能會是另一個物種的劣勢：如果適應結果讓某種會傷人的細菌出現抗藥性，對該細菌就是一項優勢，對我們就不是這麼回事了。**

按照這種思維，每一種大大小小生物的基因組，都無法針對威脅到生存與繁殖能力的環境變動，刻意從基因層面做出回應。生物必須依靠運氣，才能碰上有利的突變，至少這種思維的結論就是如此。當一般的鏈球菌感染演化出具有抗藥性的性狀時，全都是碰運氣；當人類演化出某種特性以應付快速降臨的新仙女木期，只是僥倖罷了。在此要澄清，科學家認為天擇會受環境影響，但突變卻從來都不會。突變是意外，只有當這個意外有幫助時，才會出現天擇。

這個理論的問題在於把所謂的演化從演化之中剔除了。畢竟，如果突變可以讓基因組針對環境變動做出改變，同時把有利的適應結果代代相傳下去，還有什麼會比這種突變更有用呢？演化偏好的突變，當然是有助於生物找到對生存有利的適應能力。否則就像是在說，生命唯一不受演化壓力影響的部分，就是演化本身。

根據近期繪製人類基因組的成果，這種只靠隨機改變的理論顯得更無說服力。遺傳學家原本認為，每一個基因都只有單一目的：一個基因決定瞳色、一個基因決定美人尖、一個基因決定耳垂緊貼。基因出錯時，就會出現造成囊腫纖維症的基因、帶來血鐵沉積症的基因、導致蠶豆症的基因。這個理論表示人類身上有超過十萬個基因存在，但如今，由於投注在基因組繪製的眾多心力已經開花結果，一般認為人類總基因數約為兩萬五千個。

於是我們清楚瞭解到基因根本不是各自做著不相關的工作，因為假如每個基因只做一件工作，那就不會有足夠的基因製造出人類生命所需的全部蛋白質了。實際情況反而是多個單一基因有辦法藉由複製、剪切、組合指令的複雜過程，製造出多種不同的蛋白質。事實上，基因就像從未停手的賭場發牌員，可以永無止境地洗牌、重洗牌，產生各式各樣的蛋白質。有種果蠅身上的基因，就可以製造出將近四萬種不同的蛋白質！

像這樣的洗牌過程也不只限於單一基因：這個基因發牌員可以從別副牌中借走幾張，將某個基因的一部分與其他基因相結合。這種複雜的過程絕大都數就發生在基因組裡，這也正是基因遺傳讓我們得以成為人類的真正所在之處。我們也許和眾多其他生物擁有相同的基因，但重點在於我們如何運用這些基因。當然了，基因組可以改變的這種想法，突然就讓精確定義基因究竟是什麼的界線模糊了起來。然而，從效率的觀點來看，基因懂得臨機應變，也會盡可能利用既有的遺傳零件，可說是非常合理。這種概念與在一九八〇年代出名的日本「改善」管理法很類似。按照改善管理法，在廠區做出許多工作上的決策後，才傳達給管理高層，因為針對裝配線做出些微調整，比起重新設計整條裝配線要來得有效率。

除此之外，基因系統本身充斥著各種冗餘。科學家之所以會發現這點，是因為分離出了有些生物體內與特定功能相關的特定基因，並將這些基因移除。結果，他們非常震驚的發現，這些「剔除」實驗半點影響也沒有，移除他們研究的這些基因沒有產生任何效果，因為其他基因會挺身而出，代替那些被剔除的同僚工作。

科學家不再把基因想像成是一組各自分開的指令，而開始認為基因是錯綜複雜的資訊網絡，具有統一管轄的組織結構，可以應對改變。就像工地現場的工頭會指揮一個手腳特別快的焊工，在他的搭檔沒來上班時，接手對方沒完成的工作，基因組系統就算碰上有基因被剔除，也能找到替補，照樣打造出該有的身體。只不過這個所謂的工頭，不是由某個特定基因發號施令，而是整個系統環環相扣，自動自發補足缺失的部分。

你也看得出來，這些發現讓人更加難以想像，演化如何只靠個別基因編碼中的隨機微小改變，就找到讓地球上每個生物生存下去的無數適應策略。假如移除整個基因通常對生物沒有什麼影響，那如此之小的改變怎麼可能會是演化出新物種，或既有物種成功適應的唯一機會呢？

像這樣的突變恐怕是辦不到。

尚－巴提斯特・拉馬克（Jean-Baptiste Lamarck）是法國思想家，也是研究自然的學者，在他一八〇九年出版的著作《動物學哲學》（*Zoological Philosophy*）中，推廣了關於演化和遺傳的當代思維。從演化論史廣為流傳的說法，拉馬克被塑造成有點愚蠢的科學家，提出一連串看法錯誤的演化理論，最終在與達爾文的鬥智之戰中「輸掉了」。

根據廣為人知的故事，拉馬克是後天性狀可遺傳的主要提倡者。這個理論的核心就是，父母在世期間所獲得的性狀可以傳給後代。舉例來說，據稱，拉馬克認為，長頸鹿的長脖子是每一代長頸鹿為了能吃到更高處樹枝上的葉子，不斷伸長脖子的結果；或是鐵匠的兒子生來就會有更強壯的手臂，因為父親在打鐵時就已經長出那些肌肉了。根據與拉馬克相關的迷思，達爾文提出了理論，證明拉馬克大錯特錯，破除父母在世時獲得的性狀可以傳給後代的觀念。

事實上，這個故事幾乎沒什麼真實性。真相是，拉馬克更像是哲學家，而不是科學家，他的著作與其說是科學分析的專著，更像是外行人專為一般大眾而寫的當代演化思維論述。拉馬克確實推廣了「後天性狀可遺傳」的概念，卻也發揚了演化的概念，但這兩個概念都不是他想出來的，他也沒有假裝成是自己的想法。當時，後天性狀可遺傳的看法廣受支持，包括達爾文在內。達爾文甚至在《物種起源》一書中，讚揚拉馬克幫忙把演化的概念普及化。

不幸的是，可憐的拉馬克淪為教科書的受害者，為不是他發展出的理論背黑鍋。在某個時間點，某位科學作家（姓名已佚失於歷史洪流之中）獲得的資料，說拉馬克第一個想到後天性狀可遺傳的概念，於是其後世世代代的科學作家都遺傳到這種看法，並流傳下去。換句話說，某人把這個理論歸咎於拉馬克，接著許多其他人也重蹈覆轍，直至今日。教科書依然在闡述，拉馬克派研究者努力想證明感覺很愚笨的理論，於是切掉一代又一代老鼠的尾巴，徒勞無功等著某一代老鼠生下來會沒有尾巴。

有趣的是，這麼說來，「後天性狀會遺傳」理論是一般人摒棄拉馬克學說的理由囉？這個理論不完全正確，卻也不全然是錯的。

先把這個老兄的故事擱置一旁，他唯一犯的錯就只是重述當代廣為接納的理論而已。我們再來看看一名女性的故事，她也在自己的時代提出了廣受摒棄的理論。芭芭拉·麥克林托克（Barbara McClintock）相當於遺傳學界的艾蜜莉·狄金生（Emily Dickinson）[12]，才華洋溢、影響深遠、思考創新，卻一生多半遭同儕忽視。她在一九二七年取得博士學位，當時才二十五歲。接下來的五十年，她在幾乎無需也幾乎未受賞識或鼓勵的情況下，努力鑽研自己獨一無二的想法。

她多數的研究都聚焦在玉米的遺傳學上，包括玉米的DNA、突變、演化。正如我先前所說的，幾乎每個二十世紀的遺傳學家都認為，基因突變是隨機、罕見、相當微小的存在。但在一九五〇年代，麥克林托克提出的證據顯示，在某些情況下，部分基因組主動引發規模更大的改變。她不是證明某條染色體上的某個基因出現一點細微改變，悄悄逃過校對系統的檢查，就會產生微小突變，而是基因組會發生有如震波般的大規模改變。麥克林托克發現，尤其是當植物遭受壓力時，整段ＤＮＡ序列會從一處移往另一處，甚至插入活化的基因中。當這些基因把自己從玉米ＤＮＡ中的某處剪下，再貼到別處時，其實就會影響鄰近的基因，因為改變ＤＮＡ序列，有時會開啟基因，有時會關閉基因。此外，麥克林托克也發現，這些四處漫遊的基因並非全然隨機移動——它們的漫步有跡可循。首先，這些基因遷移至基因組特定位置的頻率，會比其他部分高。第二，這些活化的突變看起來是由外界影響所引發，也就是那些威脅到玉米生存的環境變化，像是異常高溫或乾旱。簡單來說，玉米似乎正在進行某種刻意的突變——既不隨機，也不罕見。

如今已將麥克林托克發現的這些基因遊牧民稱為**跳躍基因**（jumping gene），重塑了大眾對於突變和演化的認識，但她的想法是經過了多年才廣為接受。一九五一年，麥克林托克在長島冷泉港實驗室首次提出她的看法時，對於自己遭

12. 美國知名女詩人。

受的對待恐怕是氣得跳腳。她沒有受到舉杯慶祝，而是得到質疑和奚落，任何新穎的想法往往都會碰上這種情形。

在接下來的三十年間，隨著分子生物學與遺傳學不斷發展，麥克林托克的研究成果開始慢慢受到其他人賞識。不只是玉米，其他基因組裡也找到了跳躍基因，我們對突變的瞭解開始有了轉變。一九八三年，年屆八十一的麥克林托克榮獲諾貝爾獎，她在得獎感言中，依然獨具慧眼，繼續以超越當前的思維想像未來

關注的重點無疑將聚焦在基因組上，也更能理解基因組作為高敏感胞器的重要性，而基因組不只會監控自身活動和修正常見錯誤，也能察覺到不尋常和意料之外的事件，並加以回應，這些往往便是透過重組基因組來解決。

麥克林托克發現「跳躍基因」後，開啟了一扇大門，讓人知道突變可能比原先所認可的隨機和罕見更加活躍。而這樣的看法也意味著，演化本身可能比以往

想像的更快發生，且更為突然。情況不再是DNA歌曲集某段主歌中的一個字稍微拼錯，而是整段旋律都能把自己插進基因組的任何地方。基因組就像厲害的嘻哈藝人，能夠從自己身上「取樣」（sample），創造出不同卻相似的即興重複樂句。關於基因組的新興概念是，網絡縱橫交錯的穩固基因組能夠應付像是活化基因被剔除的問題，通常都能藉由像上述的即興創作存活下來，有時還能從中受益。

科學家才正要開始瞭解跳躍基因——或稱為轉位子——實際上如何運作。有時候，這些基因會複製貼上，也就是複製自己，將複製品插入基因組的別處，自己則留在原處；其他時候，這些基因會剪下再貼上，也就是把自己從原本的位置移除，再插到別的地方。新的遺傳因子有時會留在原地，有時會被校對系統移除，或經由其他方式受到抑制。

我們很清楚的一點是，有時候，這些可轉位的遺傳因子插入活化基因後，便會留在該基因裡，造成影響。近期研究就顯示，在適當的條件下，一個跳躍基因究竟可以造成多大的不同。有一種果蠅品系身上的跳躍基因，讓這個品系變成了半超級英雄的果蠅（研究人員為這種果蠅取了很貼切的名字「瑪土撒拉」[13]），能夠耐飢、耐高溫，預期壽命比一般果蠅多了百分之三十五。

科學家現在要解開的關鍵問題是，為什麼這些轉位子迫切想要跳躍？麥克林托克認為，這種跳躍情形是由於細胞無法透過既有基因組成應付內在或環境的壓力，才導致的基因組反應。基本上，生存的挑戰會促使生物擲出突變骰子，希望丟出能帶來幫助的改變。麥克林托克認為，自己研究的玉米發生的就是這麼回事：溫度太高或水太少，導致玉米將生存機會賭在尋找有利生存的突變上。真的發生這種情況時，校對機制就會受到抑制，於是突變便能蓬勃發展。接著，天擇會開始發揮作用，未來數代都篩選出這種適應性突變，而非適應不良的突變，然後，轉眼間，演化就發生了！

麥克林托克不只觀察到**跳躍基因在處於壓力的時期最容易跳躍，也注意到它們往往更常跳到某些特定的基因上**。她認為這是刻意的，因為如果跳躍都是隨機，這些基因落在基因組各處的頻率就會很接近。她認為，反而是基因組指揮這些跳躍基因，跳到基因組中突變最有可能帶來好處的地方。換句話說，骰子本身早就灌了鉛以便讓玉米得利——就算只有一點也是。

這些跳躍基因究竟讓科學家有多著迷，看看他們取的名字就知道了：吉普賽（gypsy）、姆坦加（mtanga）[14]、漂泊者（Castaway）、伊佛肯尼佛（Evelknievel）[15]、航海家（mariner）。這些可不是來自任何特定物種的基因，我們也還在瞭解它們的眾多功能，但當多數基因都取了像是ApoE4這樣迷人的名稱，顯然許多科學家都是這些跳躍基因的粉絲，著迷於它們能教會我們什麼事。甚至有華盛頓大學的研究人員將其中一個基因取為「喬丹」，便是引自麥可．喬丹的驚人跳躍力。

今日，科學家繼續跟隨麥克林托克的腳步，與基因組是一套固定不變計畫、突變（連同演化）只會因為罕見隨機錯誤才出現的概念漸行漸遠。正如德州大學的葛列格里．迪米吉安（Gregory Dimijian）醫師所寫：

---

13. 瑪土撒拉（Methuselah），《聖經》中最長壽的人。
14. 斯瓦希里語的浪人之意。
15. Evel Knievel為美國傳奇特技車手。

基因組長久以來被認為是已歸檔的生命藍圖，一份相當固定不變的紀錄。如今，可移動的遺傳因子（例如麥克林托克的跳躍基因），不斷重新組合基因的觀點，已經取代原有的想法。

換句話說，基因組喜歡把家具到處亂移。

⊕

一九八〇年代和一九九〇年代的一系列研究，讓人更深入瞭解基因組拿突變碰運氣的能力。首先是一九八七年哈佛研究學者約翰．凱恩斯（John Cairns）發表於《自然》（*Nature*）期刊的一份聳動報告，內容回顧了後天可遺傳性狀的理論，就是錯怪到拉馬克頭上的那個理論。凱恩斯以大腸桿菌進行研究。儘管大腸桿菌由於壞菌株有時會出現在錯誤的地方而害死人，因此令人聞之喪膽，但這種細菌其實帶來的益處遠多過壞處，先前探討過你的消化系統內有基本菌正在做苦工，大腸桿菌就是其中之一。

大腸桿菌肩負人體內消化的粗活，具有眾多不同的「風味」或變異種，其中一種天生無法消化來自牛奶的乳糖。**對細菌來說，最大的威脅或演化壓力莫過於餓死**。因此，凱恩斯不讓避開牛奶的大腸桿菌吃任何東西，只餵乳糖。結果，大腸桿菌產生了突變，以比偶然可能發生還快上許多的速度，使乳糖不耐症消失了。就像麥克林托克對自己玉米作物研究所主張的看法，凱恩斯也回報說，這些細菌看起來是瞄準著自己基因組中的特定區域，也就是突變最有可能帶來有利結果的區域。凱恩斯總結說，這些細菌「選擇」了要尋求哪些突變，再將後天獲得的消化乳糖能力傳給接下來世世代代的細菌。他在一段相當於是演化的異端邪說中寫道，大腸桿菌「可以選擇應該要產生哪種突變」，也可能「具有將後天獲得性狀遺傳下去的機制」。他直截了當提出了後天性狀可遺傳的可能性，基本上一字不差。他的舉動就像是當美國職棒季後賽來到第七戰第九局，紅襪隊領先一分的情況下，在洋基主場大喊「紅襪隊加油」。

自那之後，研究人員紛紛投入培養皿的實驗，試圖證明、推翻或只是要解釋凱恩斯的研究成果。凱恩斯發表報告後，過了一年，羅徹斯特大學的科學家貝瑞・霍爾（Barry Hall）表示，大腸桿菌之所以如此快速就碰巧出現能處理乳糖的適應能力，是因為突變率大幅提升的關係。霍爾稱這種現象為「超突變」（hypermutation），有點像是突變打了類固醇，而根據他的說法，超突變有助於細菌在產生生存所需的突變時，速度比一般情況還快上一億倍。

一九九七年，其他研究也讓超突變理論更具可信度。當大腸桿菌因為沒有平常吃的東西而挨餓，四周卻充滿乳糖時，研究人員注意到突變率會驟升。這些研究皆回報，該細菌基因組各處的突變情形都變多了，而且不只有凱恩斯觀察到專為克服乳糖不耐症的目標區域突變，突變型態五花八門。不過，儘管這些研究人員回報的突變比凱恩斯記錄的涵蓋範圍更廣，突變情形整體增加也表示，基因組有辦法在原本的遺傳程式設計不夠好時，根據需求要求基因產生突變。法國國家衛生暨醫學研究院（Institut National de la Santé et de la Recherche Médicale）伊凡・馬提克（Ivan Matic）所率領的法國研究人員，針對世界各地的數百種細菌進行研究，發現當這些細菌處於壓力之下，也出現了超高速的突變現象。雖然相關證據日益增加，超突變這件事確實還是懸而未決。

不管是命名自一位美國職籃球員的瘋狂玉米基因，還是乳糖不耐症的細菌也好，都很有意思，但你大概在想，這一切跟我們有什麼關係。在深入探究人類的基因庫前，先來回顧一些原則，就從一般公認的遺傳學原理「魏斯曼界限」開始吧。奧古斯特・魏斯曼（August Weismann）是十九世紀的生物學家，發展出**生殖質說**，將身體細胞分成兩大類：生殖細胞和體細胞。生殖細胞含有會傳給下一代資訊的細胞，卵子和精子就是最終的生殖細胞。人體內的其他所有細胞都是體細胞，紅血球、白血球、皮膚細胞、頭髮細胞也都是體細胞。

魏斯曼界限就位於生殖細胞和體細胞之間，而這項學說主張，體細胞內的資訊從來不會傳遞給生殖細胞。因此，假設突變出現在體細胞這邊的紅血球內，就無法越界到生殖細胞那一側，所以永遠不會傳給你的小孩。但這不表示發生在生殖細胞系的突變，不會影響你子女身上的體細胞。要知道，**所有打造和維持你身體的指令，全都是來自你父母的生殖細胞系**。因此，如果你生殖細胞系中的突變改變了針對髮色的指令，將會影響你孩子的髮色。

魏斯曼界限是建構遺傳研究的重大原理，但有些研究顯示，這道界限可能不如以往認為的那般無法穿透。有些反轉錄病毒或病毒（晚點就會更詳細探討）也許能夠穿過魏斯曼界限，將DNA從體細胞帶至生殖細胞。若真是如此，理論上，這將為後天適應結果可以傳給未來世世代代的看法打開大門。

這將意味著，拉馬克因為宣揚根本不是自己提出的看法而聲名敗壞，這樣的待遇實在是不太公平了。

⊕

從演化的觀點來看，我們一般熟悉的是生殖細胞系的突變，也就是導致卵子或精子中出現不同基因的突變，因而讓後代產生新的性狀。如你所知，假如新的性狀讓後代的生存或繁殖能力有所提升，隨著第一代具有新性狀的子代將其傳給下一代，這種新性狀就有可能傳遍整個族群。如果新的性狀會讓生存或繁殖能力受到限制，最終將會消失，因為身上帶有這種性狀的個體最終較不可能存活下來。不過，突變隨時都發生在生殖細胞系之外。癌症當然是最常見也最駭人的其中一例。其實追根究柢，**癌症就是基因中某個突變所造成的無法控制細胞生長現象，而這個基因原本應該要能控制癌細胞的生長**。有些癌症至少部分是來自遺傳，舉例來說，BRCA1或BRCA2基因的突變會大幅提高罹患乳癌的風險，這些突變也能世代相傳。其他癌症則可能是由外在誘發因子引起的突變所造成，像是抽菸或接觸輻射。

大部分的突變——尤其是體細胞突變，例如可能因抽菸而引發的肺部細胞突變——帶來的結果確實不太好。這很合理，因為生物體相當錯綜複雜，人類尤其如此。**不過，突變當然未必不好，只是有所不同而已**。從結果來看，這有可能是瞭解跳躍基因如何透過兩種極為重要方式幫助人類的關鍵。

跳躍基因在腦部的早期發展階段非常活躍，在發育中大腦的各處插入遺傳物質，幾乎是雜亂無章，這卻是大腦發育的正常情形。這些跳躍基因之一每次在腦細胞中插入或改變遺傳物質時，嚴格來說就是一種突變。所有這種基因跳來跳去的現象，也許具有非常重要的目的，因為這可能有助於創造出讓每顆大腦都獨一無二的多樣性和獨特性。這種基因複製貼上的發育風暴只會發生在大腦中，因為正是此處的獨特性讓我們受益良多。但就如發現這種現象的研究第一作者弗瑞德．蓋吉（Fred Gage）教授所說：「你可不會想讓這種獨特性要素出現在心臟的發育過程。」

腦內的神經網絡不是唯一歡迎多樣性的複雜系統——免疫系統也一樣。事實上，人體的免疫系統雇用的勞動人口肯定是史上最多元的一群了，如果沒有這套系統，人類這個物種不會存活那麼久。為了對抗威脅五花八門潛在的微生物入侵者，人體免疫系統運用了超過一百萬種不同的抗體，也就是以特定入侵者為目標的特化蛋白質。我們還不完全瞭解製造這些不同蛋白質所需的機制，尤其是因為幾乎沒有足夠的基因可用來解釋（要知道，人類只有約兩萬五千個活化的編碼基因，這裡在談的可是超過一百萬不同抗體的可能性）。但由約翰霍普金斯大學科學家所主導的新研究，把免疫系統的抗體製造機制與跳躍基因的行為連結了起來。

B細胞（B-cell）是抗體的基本組成單元。當人需要製造特定抗體時，B細胞會在自己的DNA中找到這種抗體的指令，不過，這種抗體的專用指令通常會和其他抗體的指令混在一起。B細胞會剪掉其他抗體專用的指令，把剩下的部分再縫起來，這段過程基本上就是改寫它們自己的遺傳密碼，再製造出專一性的產物。上述情形稱為V（D）J重組（V(D)J recombination），命名自發現基因會展現「找到、剪下、縫回」特技的區域。

這個過程聽起來很像有些跳躍基因所採用的「剪下再貼上」機制，但兩者之間有個關鍵差異：V（D）J重組在重新連接剩餘指令的兩端時，不會整齊接好，而會留下一個小圈。科學家從未在跳躍基因中看過這種小圈，直到約翰霍普金斯大學的團隊在普通蒼蠅身上找到了這個小圈，其中一個稱為**荷米斯**（Hermes）的跳躍基因表現得就像V（D）J。參與這項研究的科學家之一南西．克雷格（Nancy Craig）表示：

荷米斯表現出來的行為，更像是受免疫系統驅使，用來辨識一百萬種不同蛋白質的過程……而不像以往研究過的任何一個跳躍基因。這是首次有實際證據顯示，「抗體」多樣性背後的遺傳過程，也許是源自跳躍基因的活動，很有可能就是荷米斯基因的近親。

人體只要形成對抗特定入侵者的抗體，就永遠都會有這些抗體，因此，如果同樣的入侵者出現，這些抗體通常能助你一臂之力。有時候，這甚至會讓人一生免疫，就像多數人得過麻疹後就免疫了一樣。不過，雖然我們能保留B細胞出現的突變，卻無法傳給子女，因為這些突變位於魏斯曼界限的體細胞這一側。嬰兒出生時，身上的抗體非常少，免疫系統必須啟動高速運轉模式。這就是哺乳有益於嬰兒的眾多原因之一，因為母乳含有母親的一些抗體，可暫時作為對抗感染的被動疫苗，直到嬰兒的免疫系統開始啟動並運轉起來。我們才正要開始瞭解可轉位物質，也就是跳躍基因在生命與演化中所扮演的角色。這些基因的影響力顯然遠比我們至今所瞭解的還更大。在人類的活化——編碼——基因中，有整整四分之一都顯示出，它們納入了來自跳躍基因的DNA。

約翰霍普金斯大學醫學院的分子生物學與遺傳學教授傑夫・布克（Jef

Boeke）表示：

跳躍基因重組宿主基因組的程度，比以往瞭解的還要多……這些改變往往帶來災難般的後果，卻也偶爾可能出現良好的結果，增加遺傳變異，或甚至提升生存能力或適應能力。這種重組在人類的演化期間可能已經發生數千次了。

我們現在已經知道，過去出現過多次的大規模環境變遷時期，因此很難想像光靠隨機漸進的改變，就足以提供讓我們生存下去的適應力。著名的演化思想家史帝芬．古爾德（Stephen J. Gould）和奈爾斯．艾爾崔奇（Niles Eldredge）提出了間斷平衡說（punctuated equilibrium theory），認為演化的特性是一般處於平衡狀態，大規模環境變遷所引起的劇烈改變時期則會打斷這個平衡。跳躍基因是否有可能有助於各個物種適應環境，度過這些演化過程出現的劇變？顯然毫無疑問。

跳躍基因愈看愈像是大自然之母臨機應變的基因工程，我們愈瞭解這些基因是如何運作，它們也許就會透露愈多真相，像是人體免疫系統如何保護我們不生病，以及我們本身的遺傳結構是如何因應環境壓力。這也許會開闢出全新途徑，可以讓人對疾病具有免疫力、恢復受損的免疫系統，甚至在基因層面上逆轉危險的突變。

⊕

還記得那些「垃圾DNA」嗎？那些就是現在稱為非編碼DNA的東西，因為它們不包含可以直接打造出任何細胞的遺傳密碼。如果你很納悶，為什麼演化的結果會導致我們背負這數百萬條的DNA，你不是唯一一個。這也是科學家最初稱這些DNA為垃圾的原因。但科學家現在已經開始破解關於這些非編碼基因的謎團了。最先提供解謎關鍵的，正是跳躍基因。

科學界承認跳躍基因確實存在也很重要後，研究人員就開始在各個物種的基因組中尋找它們的蹤跡，人類也包括在內。最先讓他們感到意外的是，人類很大一部分的非編碼DNA，都是由跳躍基因所組成——比例高達一半。但更令人意外的是，這些跳躍基因看起來像極了一種非常特殊的病毒。**你沒聽錯，人類**

DNA中有很大一部分與病毒有關。

你也許每天都會想到病毒，至少會想著要如何避開病毒，不管是電腦病毒，還是生物病毒，但距離你上次在生物學書籍中讀到病毒，可能已經有好一陣子了，所以先快速帶你複習一下。病毒是遺傳指令的一個片段，無法自行繁殖。病毒如果要繁殖，只能感染宿主，再劫持宿主本身的胞器。病毒可能會在細胞內複製自己數千次，最終才衝破細胞膜，轉移到新的細胞裡。**多數科學家不認為病毒是「活的」，因為它們無法自行繁殖或新陳代謝。**

反轉錄病毒是一種非常特殊類型的病毒。先瞭解遺傳資訊是如何用來打造出細胞以及最終的生物體，對於要瞭解這種病毒為何如此重要會很有幫助。一般來說，生物體的打造過程都遵循以下途徑：DNA到RNA，再到蛋白質。把DNA想成是存放著整座城鎮總藍圖的圖書館，你體內所有不同種類的細胞則是不同類型的建築，比如學校、市政大樓、住家、公寓大廈。當生物體需要打造出特定建築時，會利用一種稱為RNA聚合酶的輔助酶，將這棟建築的建造計畫複製到信使RNA（messenger RNA）或mRNA上。mRNA會帶著這些指令到建築工地，指揮建造出上頭下令的任何建築，也就是蛋白質。

長久以來，科學家都認為遺傳資訊只會單向流動，從DNA到RNA，再到蛋白質。但發現反轉錄病毒後，例如愛滋病毒，便證明這個看法錯了。反轉錄病毒是由RNA構成。它們利用一種稱為反轉錄酶的酵素，把自己從RNA反轉錄成DNA，實際上就是在逆轉資訊流。這有點像是信使重新改寫了總藍圖，而不是複製並攜帶這些計畫。這件事具有莫大意義，因為這意味著反轉錄病毒真的可以改變你的DNA。發現RNA可以倒回DNA，促使了新藥的研發，是目前用來醫治愛滋病毒感染的「雞尾酒」療法主要藥物。就像卡車司機停車裝卸貨時用的車輪擋，這類藥物有些會在半途阻止反轉錄酶，結果導致愛滋病毒被困在細胞核的卡車休息站內，雖然想要搭DNA的便車，卻上不了車。

現在想像一下，如果反轉錄病毒或病毒將自己寫入某個生物的生殖細胞DNA中，會發生什麼事。這個生物的後代出生時，病毒就會成為其DNA固定編碼的一部分（順帶一提，科學家不認為愛滋病毒有突破魏斯曼界限，將自己插入卵子或精子的DNA之中。他們反而認為，**感染愛滋病的母親是在分娩過程中**

把病毒傳染給寶寶，因為母親和嬰兒的血這時有很高的機會混在一起）。

當然了，就像所有突變，通常當親代之一的生殖細胞被反轉錄病毒改寫，導致後代生來就帶有這種ＤＮＡ，這種改變很可能有害，因此不會留存下來。但如果這種病毒不會傷害或甚至有益於後代生存和繁殖的機會，病毒可能最終就會成為基因庫中固定的一部分。如果原本來自病毒的遺傳密碼已經成為生物體基因庫的一部分，實在很難分清哪部分屬於病毒、哪部分屬於生物，因為兩者已經合為一體了。如今，我們知道人類的基因組至少有百分之八是由已經在我們ＤＮＡ中找到永久居所的反轉錄病毒以及相關片段所組成，它們統稱為HERV，或**人類內源性反轉錄病毒**（human endogenous retrovirus）。科學家才剛開始揭露HERV在人類健康方面扮演的角色，卻已經找到有趣的關聯。一項研究顯示，其中一種HERV可能在打造健康胎盤上扮演著重要角色，另一項研究則證明HERV與皮膚病牛皮癬有關。

至於那些活潑的跳躍基因呢？它們也非常有可能是源自病毒。跳躍基因分為兩大基本類型：第一類稱為ＤＮＡ轉位子（DNA transposon），透過剪下貼上的程序進行跳躍；第二類是反轉錄轉位子（retrotransposon），屬於複製貼上類型的跳躍基因。結果，複製貼上的跳躍基因，也就是反轉錄轉位子，看起來像極了反轉錄病毒。這很合理，因為這些複製貼上基因用來把自己插入其他基因的機制，與反轉錄病毒使用的機制非常類似。首先，就像任何正常的基因一樣，反轉錄轉位子會把自己複製到RNA上。接著，當RNA抵達這個跳躍基因在基因組中想要落腳的位置時，這個反轉錄轉位子就會利用反轉錄酶，把自己貼到DNA中，像反轉錄病毒般逆轉正常的資訊流。

這是不是表示，這種反轉跳躍基因是源自反轉錄病毒？

沒有人會比路易斯·比亞雷亞爾（Luis Villarreal）更相信病毒式行銷的威力了。起碼，沒有人會認為，地球上還有什麼比病毒更擅長散播自身訊息、鑽進任何一切、在競爭中勝出了。比亞雷亞爾是加州大學爾灣分校病毒研究中心的主任，他極度信奉病毒衝擊在人類演化上的含義。

比亞雷亞爾推崇微生物學家薩爾瓦多．盧瑞亞（Salvador Luria），這位諾貝爾獎得主從一九四〇年代一路研究到了一九八〇年代，首次提出病毒從人類體內而非體外協助點燃人類演化之火的說法。一九五九年，盧瑞亞寫道，病毒移入基因組的舉動，有可能創造出「所有活細胞背後的成功遺傳特徵」。

比亞雷亞爾推測，當時之所以沒有很快接納這種說法，是因為大家對於自己是由寄生物塑造而成的看法，會不由自主產生某種反感：

對於任何一種寄生物的概念，一般人都會出現源自文化的非常強烈負面反應。諷刺的是……這卻是如此至關重要的創造力量……如果人想要演化，就必須坦然接受自己被寄生。

比亞雷亞爾在二〇〇五年出版的著作《病毒與生命的演化》（*Viruses and the Evolution of Life*）中，主張現在正是該重新審視病毒的時候了。比亞雷亞爾將像是愛滋病毒和天花等眾所周知的致命寄生物，與他稱為「宿居型病毒」的寄生物區分開來。宿居型病毒是這數百萬年來移居到我們基因組裡的病毒，也許已經成為我們在演化上的夥伴了。

這些病毒把我們的基因組母艦當作永久居所，藉此獲得的好處似乎再明顯不過了——終生都能搭便車。但我們有得到什麼好處呢？病毒精通突變，是遺傳變異可能性的大寶庫，也能以驚人速度實現這種可能性，突變的速度可以比人類快上多達一百萬倍。為了清楚表明病毒世界的遺傳潛在可能性究竟有多大，比亞雷亞爾通常會請大家想像全世界海洋中共含有多少病毒：全部加起來有一〇〇〇〇〇〇〇〇〇〇〇〇〇〇〇〇〇〇〇〇〇〇〇〇〇〇〇〇〇〇〇〇（如果你有乖乖數的話，這個數字等於一溝（十的三十二次方））。這些含有遺傳密碼的小容器確實很微小，但如果把它們頭尾相連，排成一列，將有一千萬光年那麼長。到了明天，大部分的病毒就已經產生出新的一代，這也正是它們數百萬年來一直在做的事。比亞雷亞爾稱病毒是「終極的基因創造者，發明出大量的新基因，有些基因會經由病毒的穩定移生，在宿主後代的體內占據一席之地」。

這種結果要如何有助於我們演化，如以下所示。對於我們是否能生存繁衍，基因組裡的宿居型病毒跟我們冒著一樣的風險，因為這些病毒已經是我們DNA的一部分了，所以也很在乎我們是否能演化成功。過去數百萬年來，或許我們已經讓這些病毒搭了終生的便車，病毒則讓我們有機會從其龐大的基因圖書館中，出借一些遺傳密碼作為交換。有了病毒的驚人突變能力，比起我們少了病毒協助的時候，肯定能更快發現有用的基因。基本上，這種與病毒的合夥關係，可能已經幫助了我們演化成複雜的生物，遠比我們自行演化還要來得快。

跳躍基因的研究已經提供了證據，支持比亞雷亞爾的理論。先前也探討過，跳躍基因可能是源自病毒。果不其然，**生物愈複雜，體內的跳躍基因就愈多**。人類和非洲靈長類親戚甚至共享某一種遺傳性狀，讓基因組可以更容易在病毒市場裡進行交易。我們的基因組已經被某個反轉錄病毒修飾，讓我們更容易被其他反轉錄病毒感染。根據比亞雷亞爾的說法，非洲靈長類體內這種讓其他病毒得以持續感染的能力，可能把我們的演化切換成「快進」模式，藉由接觸其他反轉錄病毒，進而產生更多快速的突變。這種能力可能有助於刺激我們演化成為人類。

這表示，所有那些「垃圾DNA」或許提供了遺傳密碼，讓我們能夠朝遠離毛茸茸表親並更上一層樓的方向演化。這表示，病毒或許透過這種遺傳密碼感染了我們。這表示——

這是感染性設計，有人要附議嗎？

CHAPTER 7

瘋狂甲基：通往最終表現型之路

DNA 不再是宿命了

美國兒童有三分之一不是過重就是肥胖——換算下來等於是兩千五百萬個小孩。過去三十年來，二到五歲兒童的肥胖比例倍增，六到十一歲兒童的肥胖比例則變為三倍。如今，二〇〇〇年誕生的女嬰有**四成機率**，接近一半會罹患第二型糖尿病，這點也和體重偏重的兒童人數激增有直接關係。

更令人難過的是，在這些孩子當中，許多人都在兒童時期就出現與肥胖相關疾病的症狀。一項近期研究顯示，五到十歲的肥胖兒童中，約有六成已經顯現出至少一項心臟疾病的主要危險因子，例如高膽固醇、高血壓、高三酸甘油酯或高血糖值。在這些兒童裡，出現超過一項危險因子的人占了百分之二十五。一篇發表於二〇〇五年《新英格蘭醫學期刊》的研究報告顯示，兒童肥胖的流行現象是預示風雨欲來的關鍵要素，這場風暴可能會讓現代美國人預期平均壽命首度下降，預期壽命最多會減少五年。

數加侖的含糖汽水、一盒盒的油膩薯條，加上花太多時間看電視和打電動，而不是放學後去跑跳，毫無疑問就是一份增肥套餐。但新研究顯示，這可能還不是事情的全貌。

愈來愈多證據顯示，**父母的飲食習慣，特別是懷孕最初期的女性，可能會影響孩子的新陳代謝**。換句話說，如果妳想懷孕，在咬下大麥克漢堡前，真的應該再多想一下，一次是為了自己的腰圍著想，再一次是為了可能懷上的孩子的腰圍。

我要先澄清一下，以免你誤會，這不是為拉馬克學派概念背書，認為小孩會遺傳到父母後天的肥胖問題，所以胖父母會生下胖小孩。我想聲明的是，最新的遺傳學研究正在快速改變我們對基因是否表現、何時表現、如何表現的認知。意即基因中的指令是如何、何時、是否會執行。過去五年來的一系列開創性研究顯示，有些化合物能夠附著在特定基因上，抑制基因表現。這些化合物的作用就像基因開關，基本上就是把附著的基因關掉。而以下是事情開始變得非常有意思的地方：研究顯示，諸如我們吃的食物或抽的菸，這種環境因子可以打開或關閉基因表現的按鈕。

這類研究正在改變整個遺傳學領域，甚至促使了次學門的誕生，稱為表觀遺傳學（epigenetics）。表觀遺傳學研究的是，孩童如何可以遺傳到父母身上看起來是新的性狀，並表現出來，卻不改變自身基本的DNA。換句話說，基因的指令依然一樣，但有其他東西將其複寫。

基因已經不再像以往那樣受人吹捧了。

⊕

表觀遺傳學一詞首次出現在一九四〇年代，但這個現代學門更為年輕，幾乎才剛脫離包尿布的階段。最早的重大突破實際上發生在二〇〇三年，以一隻瘦小棕鼠的模樣出現。

這隻瘦小棕鼠令人震驚的地方在於，牠的雙親都是胖黃鼠。實際上，牠們是來自純種胖黃鼠的後代。這些小鼠是專門培育成帶有稱為**野鼠色**（agouti）基因的品種，這個基因會讓牠們呈現出特有的淡毛色，並具有肥胖的傾向。帶有野鼠色基因的雄鼠和帶有野鼠色基因的母鼠交配後，每次都會生下帶有野鼠色基因的鼠寶寶，每一隻都既肥又黃。至少，在牠們還沒到杜克大學之前都是如此。

杜克大學的科學家團隊將一群身上有野鼠色基因的小鼠分成兩組：控制組和

實驗組。他們沒有對控制組特別做什麼，單純讓小鼠正常飲食，再讓黃色的胖米老鼠和黃色的胖米妮交配，生下黃色的胖鼠寶寶。沒有什麼驚人之處。

實驗組的小鼠也進行交配，但這組的待產母鼠獲得了稍微好一點的產前照護：除了正常飲食外，還多補充了維生素。事實上，這些小鼠得到的多種化合物組合，正是類似於今日孕婦會得到的產前維生素：維生素B12、葉酸、甜菜鹼、膽鹼。

實驗結果震驚了整個遺傳學界。與黃色胖雄鼠交配的黃色胖母鼠，生下了棕色瘦小的鼠寶寶。這個結果似乎把科學界對遺傳的瞭解全都拋到了九霄雲外。檢視棕鼠寶寶的基因後，只加深了謎團，因為牠們的基因確實與雙親一致。棕色瘦鼠身上的野鼠色基因就位於本來應該要在的地方，準備好發出讓小鼠變得又胖又黃的指令。那究竟發生了什麼事？

基本上，餵給懷孕母鼠的維生素營養補充品中，有一種或多種的化合物送到了小鼠胚胎，把野鼠色基因切換到「關閉」的位置。小鼠寶寶出生後，DNA依然包含野鼠色基因，卻沒有表現出來，因為化學物質附著在該基因上，抑制了基因的指令。

上述抑制基因的過程，稱為DNA甲基化。當甲基化發生時，就代表甲基群的化合物與基因結合，改變基因表現的方式，卻沒有真的改變DNA本身。維生素營養補充品中的化合物包含了甲基供體，也就是可形成上述甲基群的分子，能變成這種基因的停止標誌。

變成棕色又瘦巴巴的模樣，不是小鼠透過甲基化所得到的唯一好處。小鼠身上的基因也與糖尿病和癌症的高罹患率有關。野鼠色基因被關閉的小鼠，得到癌症和糖尿病的機率遠低於雙親。

當然了，我們長久以來都曉得的基本觀念，就是待產母親營養充足，對幼兒的健康非常重要。我們也知道兩者之間的關聯不只是表面上看得到的影響，像是胎兒獲得充足營養、出生體重正常等等，還可能降低長大之後罹患某些疾病的可能性。但直到杜克大學的研究出現以前，科學家向來都不清楚「究竟是如何做到」。正如主導該研究的其中一人藍迪・傑托（Randy Jirtle）博士所說：

我們長久以來都知道，母體身上的營養狀況對後代易罹病與否影響甚鉅，卻從來不瞭解其中的因果關係。這是史上首次有研究明確顯示出，母體獲得營養補充品，如何得以永遠改變後代的基因表現，卻不會改變基因本身。

杜克大學這項研究帶來的衝擊巨大無比，自發表以來，已經讓表觀遺傳學的研究不斷激增。原因不難想像。

首先，表觀遺傳學抹除了眾人確信基因藍圖是以不褪墨水繪成的看法。突然間，科學界必須把一種觀念也納入考量，也就是特定基因並非永不改變的藍圖或指令。同樣一組基因可以因為甲基化的有無，產生不同的結果。因此，現在多了一層全新概念要考量：一連串發生在遺傳密碼之外與之上的反應，會改變遺傳基因表現的結果，卻不會改變遺傳密碼本身（所謂的遺傳密碼之外與之上，正是表觀遺傳學的命名由來，epigenetics的字首epi源自希臘文，意為之上、之後或此外）。這點不該令人如此意外，因為五十年來，**早就已經有研究人員指出，同樣的基因未必都會產生同樣的結果**：同卵雙胞胎（具有完全相同的DNA）不會得到同樣的疾病或具有一樣的指紋，只會很相似而已。

第二，杜克大學的研究正好就依偎著拉馬克理論的鬼魂。研究顯示，母親生活中的環境因子會影響後代遺傳到的性狀。這些因子沒有改變鼠寶寶遺傳到的DNA，但藉由改變DNA表現的方式，改變了鼠寶寶的遺傳。

在最初進行的那些小鼠實驗後，杜克大學的其他科學家也證明了，只要在懷孕小鼠的飲食中加點膽鹼，就能夠大幅提升小鼠的腦力。膽鹼會引發一種甲基化作用，關閉一般負責限制大腦記憶中樞細胞分裂的基因，由於控制細胞分裂的部分被關閉了，這些小鼠便開始大量製造記憶細胞，結果當然就讓小鼠發展出強大的記憶力。小鼠神經元的激發速度更快，激發次數也更頻繁。擁有這些超級大腦的成鼠，打破了所有走迷宮實驗的所有紀錄。

研究從哺乳類、爬蟲類到昆蟲等各種動物的人員長久以來都注意到，有些生物生下的後代，似乎能夠根據母親在孕期的經歷而量身打造。研究人員注意到了這種能力，卻沒辦法好好解釋清楚。不過，當科學家瞭解到表觀遺傳對遺傳可能造成的影響後，一切就合理多了。

田鼠是一種毛茸茸的小型齧齒動物，看起來很像胖嘟嘟的老鼠。根據母鼠在一年當中分娩的季節有別，田鼠寶寶不是一身厚毛皮，就是薄毛皮。產生厚毛皮的基因一直都在，只是根據母鼠在受孕期間從環境中感受到的陽光量，而決定這個基因作用或不作用。基本上，基因組在寶寶誕生到這個世上之前，會先做天氣預測，所以它知道應該先準備好哪一種毛皮。

小型淡水水蚤（Daphnia，實際上根本不是水蚤，而是一種甲殼動物）的母親如果要在滿是掠食者的環境中生產，就會生下甲殼和棘刺較大的後代。

沙漠蝗蟲根據食物是否容易取得以及當地蝗蟲族群的密度，過著兩種截然不同的生活。蝗蟲出沒的沙漠棲息地往往食物稀少，這時蝗蟲天生就會帶有專門用來偽裝的保護色，獨自過活。如果碰上大雨讓地面長滿植被的罕見時期，就會改變一切。起初，蝗蟲依然當個獨行俠，只顧著大啖充裕的食物，但隨著比平常多的植物開始相繼枯萎，蝗蟲會聚集在一起。突然間，小蝗蟲出生時會顏色鮮亮，渴望結伴同行。這些蝗蟲沒有避開彼此，藉由保護色和不活動來躲避掠食者，反而成群行動、一同覓食，面對掠食者，單靠數量就能取勝。

有一種蜥蜴生下來不是長尾巴、身形大，就是短尾巴、身形小，全視蜥蜴媽媽是否在懷孕時聞到了以蜥蜴為食的蛇。母蜥蜴的寶寶如果是要進入一個滿是蛇的世界，出生時就會有長尾巴和碩大身體，才比較不會成為蛇的食物。

在這些關於田鼠、水蚤、蝗蟲、蜥蜴的每個例子當中，後代的特徵都受到胚胎發育期間出現的表觀遺傳作用所控制。DNA不會改變，但DNA如何表現卻會改變。這種母親經驗影響後代基因表現的現象，稱為**預測適應性反應**或**母體效應**。

想像一下母體效應對人類來說代表什麼意義。只要傳送出正確的表觀遺傳訊號，就能擁有更健康、更聰明、更善於適應的寶寶。隨著我們瞭解愈多，也許甚至能夠在出生後，抑制表現會對人有害的基因，或是再次打開被關閉的有利基因。表觀遺傳學很有可能讓我們得以用全新方式，掌控自己的健康。DNA是命中注定的結果，直到你拿出古老的甲基麥克筆，開始複寫DNA。

人類表觀遺傳學目前把重點放在胎兒發育上。很清楚的是，受孕後的頭幾天——這時準媽媽可能甚至不知道自己懷孕了——遠比過去所瞭解的還要更關鍵。這段時期正是許多重要基因被開啟或關閉的時候。表觀遺傳訊號傳送得愈早，胎兒體內可能發生的改變就愈顯著（**就某方面來說，子宮也許有點像小型的演化實驗室，檢查著新性狀是否有助於胎兒生存和成長，不行的話，母親便會流產**。研究人員確實注意到，許多流產的胎兒都有基因異常的問題）。

以下是表觀遺傳學為何可能是兒童肥胖流行病的部分成因。太多美國飲食充斥著垃圾食物，這種食物屬於高熱量和高脂肪，營養素含量卻往往非常低，特別是那些對發育中胚胎來說很重要的營養素。假如剛懷孕的母親在懷孕頭幾週，都只吃典型的垃圾食物，體內的胚胎可能會在接收到訊號後，以為自己將出生在環境艱苦的世界，缺乏必要的食物類型，在一連串表觀遺傳作用的結合之下，各種基因將會被開啟和關閉，導致嬰兒出生時體型偏小，不需要太多食物就能存活下去。

但這只道出整個故事的一半而已。將近二十年前，英國醫學教授大衛・巴爾克（David Barker，他在二〇〇五年榮獲達能國際營養獎）首度提出胎兒營養不良和後天肥胖之間的關聯。他提出的巴爾克假說（或節約表現型假說）理論，多年來愈見穩固了。表現型（phenotype）是基因型的具體表現，換句話說，如果你父母之一耳垂緊貼，另一人耳垂分離，你就會耳垂分離，因為後者為顯性性狀，如此一來，耳垂分離就是你**表現型**的一部分。表觀遺傳的作用會在不改變基因型的情況下，影響你的表現型。在這個假設的例子中，如果甲基麥克筆關閉了你的耳垂分離基因，你的表現型就會改變，你會變成耳垂緊貼，但基因型依然保持不變。你還是會有耳垂分離的基因，傳給子女時可能是開啟也可能是關閉的狀態，只不過在你身上就是沒有活化。根據節約表現型假說，經歷過營養不良情形的胎兒會發展出「節約」的新陳代謝，儲存能量的效率遠比一般人來得高。如果具有節約表現型的嬰兒是出生在一萬年前相對饑荒的時期，身上那種貯藏資源的新陳代謝將有助於這名嬰兒存活下去；如果具有節約表現型的嬰兒是誕生在二十一世紀，豐富（卻也往往營養不良但熱量偏高的）食物唾手可得，就會因此變胖。

表觀遺傳學讓節約表現型假說甚至更具說服力，因為這個領域有助於瞭解母親的飲食習慣如何影響孩子的新陳代謝類型。如果妳在考慮要生小孩，大概已經自問過在孕期該吃什麼，以及該在孕期的什麼時候吃。我們目前所知的還不足以瞭解，人類胎兒究竟何時會引發表觀遺傳的作用。但動物研究顯示，這個過程非常早就開始了。

近期一項以大鼠為對象的研究顯示，光是在孕期**頭四天**——胚胎這時候甚至還沒在子宮著床——讓懷孕大鼠進行低蛋白質飲食，就能導致大鼠寶寶容易出現高血壓。針對羊的實驗也顯示了類似的母體效應。懷孕的母羊如果在孕期早期沒有吃飽，就會生下動脈壁很快增厚的小羊，因為牠們體內較慢的新陳代謝會把更多食物儲存成脂肪。

我們怎麼知道這些是適應性反應，而不是母親營養不良造成的先天缺陷呢？因為動脈壁增厚和體重增加的健康問題，只出現在正常飲食的小羊身上。母親在懷孕期間營養不足的小羊，年幼時期如果也一樣營養不足，不會有動脈壁增厚的徵兆。

目前，多數針對表觀遺傳作用進行的研究，都是以母親為研究對象，不是父親。一部分是因為胚胎或胎兒從未與父親所處的環境互動，因此，許多科學家都認為，**表觀遺傳修飾只會發生在受孕後，目的是要回應胎兒從母親所處環境中接收到的資訊**。然而，有趣的新證據顯示，**父親也能將資訊傳遞給子女**。一項英國研究發現，青春期前就開始抽菸的男性，兒子到了九歲會比一般男生要胖得多，這個關聯只出現在兒子身上，因此，科學家認為這個表觀遺傳標記是經由Y染色體傳遞（光憑直覺，你可能會預期抽菸父親的孩子體型會偏小，而不是較胖。這有可能是上述效應與節約表現型很類似，後者就是母親在懷孕初期營養不良，會生下擁有節約型新陳代謝且體型偏小的嬰兒，日後變胖的機率較高。以父傳子的這個例子來說，父親抽菸時吸入的毒素，可能促使精子出現表觀遺傳上的改變。這些毒素會意味著環境艱苦，於是，精子便準備好要產生具有節約型新陳代謝的嬰兒了。當這種節約型新陳代謝與典型西方飲食相結合，這名嬰兒長大後變成胖小孩的可能性便會大幅提高）。

負責主導這項研究的英國科學家遺傳學者馬可斯・潘姆布瑞（Marcus

Pembrey）認為，這證明了除了母體效應外，父體效應也存在，他稱這是「原理驗證的實例。精子獲得了祖輩所處環境的資訊，這份資訊則為其後世代的發育和健康提供了遺傳上的修飾」。

這讓所謂的父債子償有了全新意義。

⊕

老爸老媽可能不是唯一會對你產生表觀遺傳影響的人。爺爺奶奶也可能會從家譜上方的位置，向下朝你伸出手，留下自己的痕跡。在最知名的表觀遺傳研究人員中，許多人毫無疑問都抱持這種看法，不論是杜克大學胖黃鼠的研究作者，還是倫敦發表抽菸父親報告的研究人員，他們全都相信，經由生殖細胞系，表觀遺傳的改變可以傳遞多個世代。

以母系遺傳的例子來看，一個人最終的基因型，其實非常有可能直接從外婆身上得到甲基標記。人類女性出生時，女嬰還小的卵巢內就已經含有畢生用到的全部卵子了。聽起來可能很奇怪，但這表示，孕育出你且帶有你身上一半染色體的卵子，早在你母親還在外婆子宮裡的時候，就已經在母親的卵巢內製造出來了。新研究證實，你外婆在傳送表觀遺傳訊號給你母親時，同時也會把這些訊號傳送給最終會提供你身上一半DNA的卵子。

就像表觀遺傳學有助於解開薄毛田鼠和群居蝗蟲的謎團，這個領域現在也有助於解釋研究人員在過去一世紀所累積的一連串令人困惑的關聯。一組洛杉磯研究團隊發現，外婆懷孕時抽菸，比母親懷孕時抽菸，更有可能讓小孩罹患氣喘。我們還沒開始破解表觀遺傳密碼前，根本無法解釋這個關聯。現在，科學家已經認為，是抽菸的外婆在她還是胎兒的女兒卵子引發了表觀遺傳作用。如果你很困惑為什麼外婆的抽菸習慣對胎兒卵子的影響這麼大，那我必須告訴你，其實科學家也還沒釐清這之中的關聯。

一場嚴冬加上納粹施行的殘酷糧食禁運，導致荷蘭在一九四四年和一九四五年出現饑荒。在「冬季大饑荒」期間，共死了三萬人。檢視這場饑荒之後的出生紀錄，正是巴爾克證實自己節約表現型假說的方法之一。在冬季大饑荒期間處於孕期頭六個月的女性，生下的嬰兒體型偏小，長大後更容易變得肥胖，得到冠狀動脈疾病和各種癌症。

雖然研究結果仍有爭議，研究人員還回報了甚至更讓人意外的情形，也就是大約二十年後，研究顯示，這些女性的孫子女出生時體重也偏低。饑荒期間由於營養不良所引發的甲基標記，難道有可能又傳給了下一代嗎？目前還不清楚，但甲基化的影響看起來確實存在。

許多重量級表觀遺傳學者認為，表觀遺傳的改變代表演化以巧妙的方式，努力微調既有的基因組，不過這種看法依然相當有爭議。發表小鼠研究的杜克大學科學家寫道：

> 我們的研究結果顯示，早期獲得的營養可以影響表觀遺傳標記是否會出現……這將影響所有的細胞組織，可能就包括生殖細胞系。因此，由營養所引發的表觀遺傳改變，如果沒有完全抹除……將帶來貌似合理的機制，哺乳動物身上則可能因此出現適應性演化。

換句話說，甲基標記如果沒有清除，可能會代代相傳下去，最終導致演化。或是再換句話說，父母或祖父母後天性狀，最終可以遺傳給其後代子孫。拉馬克想必會死不瞑目。因為當初不是他想出來的這項理論，現在正準備大放異彩。進行親代抽菸研究的科學家馬可斯・潘姆布瑞，就自稱是「新拉馬克主義者」。阿拉巴馬大學的研究人員道格拉斯・魯丹（Douglas Ruden）告訴生命科學專業雜誌《科學家》的記者說：「表觀遺傳學向來都屬於拉馬克學派。我實在不覺得哪裡有爭議。」

⊕

到目前為止所探討的甲基作用，大都是發生在出生前的改變，但表觀遺傳的改變在人的一生中都會不斷發生，因為甲基標記出現時會關閉某些基因，甲基標記移除後則會再次開啟其他基因。

二〇〇四年，加拿大麥基爾大學的教授麥可・明尼（Michael Meaney）發表了一份報告，引發的轟動幾乎直逼杜克大學那份黃鼠與棕鼠的報告。明尼的研究顯示，母親與子女出生後的互動關係，會促使甲基標記出現在基因上，造成顯著的表觀遺傳改變。

明尼研究的是大鼠在出生後數小時內，從母親身上得到不同程度的關注，會導致牠們出現什麼行為。幼鼠如果受母親溫柔輕舔，會長成自信十足的大鼠寶寶，整體較為放鬆，並能應付充滿壓力的情況，但遭母親忽視的幼鼠則會成為神經質的不健康大鼠寶寶。

這聽起來很像某種可能會被捲入先天對上後天之爭的實驗，對吧？先天派的人可能會主張，社交技巧拙劣的大鼠媽媽把自己情感憂慮的基因傳給了大鼠寶寶，因此幼鼠長大後社交技巧也會很拙劣，而適應良好的大鼠則把適應良好的基因傳給了自己的寶寶。如果只是這樣，確實相當合理——只不過明尼和同仁進行了配對與調換的實驗。他們把兩組鼠寶寶的冷淡母親與慈愛母親對調。結果不論親生母親的行為如何，受到百般疼愛的幼鼠都變得很沉著鎮靜。

你們這些後天派是不是聞到勝利的氣息了？假如不管是哪種基因組成，受到良好照顧的大鼠都變得很健全，那就表示牠們是因為養育方式，才發展出如此的性格。大自然之母先得一分。

但別太早下結論。

分析大鼠基因的結果顯示，兩組大鼠之間的甲基化模式具有顯著差異。幼鼠如果有經過（親生或撫養）母親認真梳理，出現在與大腦發展相關基因附近的甲基標記會減少。母親溫柔的關心以某種方式促使甲基標記被移除，如果這些標記不移除的話，可能會阻礙或防止幼鼠大腦的部分發育，這幾乎就像是大鼠媽媽把標記舔掉了。在這些大鼠寶寶的身上，負責抑制壓力反應的腦區發育也較為成熟。這不是先天對上後天，而是先天加上後天。

明尼的論文又是一件轟動之作。**光是親代照料（父母親照顧）這麼簡單的事，就能改變活生生的動物的基因表現方式**。這種概念實在太令人震驚了，有些人一時難以接受。實際上，一位著名期刊的審稿人竟然甚至寫說，儘管研究人員仔細地歷歷舉證，他還是拒絕相信這種情況可能成真。事情照理說不該是如此。

但確實就是如此。

我們其實不太確定人類嬰兒獲得雙親的照顧，是否會對人類大腦的發育有相同的效果。不過，就某種意義來說，這不重要，因為我們早就知道從出生到童年早期的親子關係連結，對孩子的情緒發展具有深遠影響。我們知道懂得關心的慈愛父母，其情緒狀態會透過某種心理的甲基化傳給子女，任何會讓父母更加焦慮的情況也是如此。不論是婚姻瓦解、健康問題，還是財務困難，都可能增加新手父母的壓力，干擾親子之間的關係。父母如果承受過多壓力，小孩比較容易感到沮喪，自制力也較差；父母如果感覺起來輕鬆自在，也隨時都陪在身旁，小孩往往會比較快樂健康。

雖然我們不知道養育新生兒的方式是否真的會改變腦部發育，針對動物研究這種表觀遺傳關聯的科學家認為，人類不太可能有被排除在外。事實上，從整體來看，人類在幼時應該更容易受到表觀遺傳作用的影響。畢竟，人類出生後的認知發展和生理發展，遠比多數其他哺乳動物都還要來得重要。

甲基化就像突變，本身不好也不壞，結果全取決於開啟或關閉哪個基因，以及開關的原因。例如，懷孕小鼠營養充足，導致野鼠色基因上的甲基標記增加，讓一整個世代的小鼠寶寶從變得又胖又黃的未來中解放出來。大鼠的親代照料行為，促使負責腦部發育基因附近的甲基標記被移除。這點也同樣適用在人類身上。有些基因最好關閉，也有些基因我們希望能全天候值班。甲基化也未必只會把基因完全關閉，基因可以部分甲基化，**而甲基化的程度與基因最終保持的活化程度有關，甲基化愈少，基因就愈活躍。**

我們希望能隨時值班的一組基因，就是那些會抑制腫瘤並修復DNA的基因。這些基因是隸屬抗癌部隊的突擊兵和航空醫官。科學家已經找出數十種這樣的基因護衛了，當這些基因停工時，癌細胞就會有如脫韁野馬般恣意妄為。

近期發表在《科學新聞》上的一篇文章，談到了一對同卵雙胞胎伊莉莎白和艾莉諾，兩人出生於一九三九年十一月十九日，打從雙胞胎出生的那一刻起，兩人就受到相同對待，因為她們的母親永遠不希望哪個女兒會覺得自己受到偏愛或冷落。伊莉莎白說：「我們被當作是一體來對待，比較像是一個人，而不是兩個分開的個體。」她們在四十多年前，也就是二十歲出頭的時候，分居兩地，但依舊非常相似。從兩人的外表到在乎的事物來看，她們是同卵雙胞胎的事實再明顯也不過了。只除了一個很大的例外，七年前，艾莉諾被診斷患有乳癌，伊莉莎白則從未罹患乳癌。

同卵雙胞胎共享一模一樣的DNA——但DNA並不代表命運。其中一個原因就是甲基化。四十多年來置身在不同的環境下，確實有可能讓艾莉諾的基因周圍產生了不同的甲基化模式，不幸的是，這個模式可能導致了乳癌。

二〇〇五年，西班牙國家癌症研究中心的馬內爾・艾斯特耶爾（Manel Esteller）與同事公布了一份報告，顯示同卵雙胞胎出生時擁有幾乎完全相同的甲基化模式，卻會隨著年紀漸長而出現差異。這份報告也指出，如果雙胞胎大半人生都與彼此分隔兩地，就像艾莉諾和伊莉莎白一樣，這些模式會出現遠比一般情況還要更大的差異。艾斯特耶爾說：

我們認為，雙胞胎身上的這些不同表觀遺傳模式多數都取決於環境，不論這是指接觸不同的化學劑、飲食習慣、抽菸與否，還是住在大城市或鄉下。

之後也陸續出現了更多證據，支持特定基因甲基化與癌症密切相關的看法。來自表觀基因組（Epigenomics）這間德國公司的科學家發表報告，表示乳癌復發與PITX2基因的甲基化程度，有著令人難以否認的密切關係。PITX2基因甲基化程度低的女性，百分之九十在十年後都是無癌狀態，反觀，甲基化程度高的女性，只有百分之六十五會如此幸運。最終，像這樣的資訊將有助於醫生為病人量身打造癌症療法：病患能夠從自身體內天生就有的抗癌鬥士得到愈多幫助，也許就可以採用副作用愈輕微的化療和放療。表觀基因組公司的資料已經用來協助PITX2基因甲基化程度低的女性，決定腫瘤移除後是否有必要進行化療。

科學家正在確立抗癌基因甲基化程度和致癌行為之間的明顯關聯，長期下來，像抽菸等習慣，可能會在這些基因周圍累積大量的甲基標記。科學家稱這種現象為**過度甲基化**。在抽菸的人身上，原本會對抗肺癌的基因周圍出現了過度甲基化。抽菸者本來會對抗攝護腺癌的基因，也一樣出現過度甲基化的情形。

一部分是因為潛在致癌習慣會產生過度甲基化的效應，所以，甲基化模式也能當作早期預警信號。在印度，數百萬人吃檳榔成癮，這種味道辛辣的果實嚼完後，牙齒和牙齦會染紅，而且跟尼古丁一樣，會使人輕微中毒，容易成癮，也會嚴重致癌。由於嚼檳榔的習慣，口腔癌是印度男性最常見的癌症。也因為口腔癌往往過了很久才會顯現症狀，通常都會致人於死——被診斷患有口腔癌的印度人中，七成最終都因此喪命。**終生嚼檳榔可能會導致過度甲基化出現在三種抗癌基因上：抑制腫瘤的基因、修復DNA的基因、找出孤獨癌細胞並使其自毀的基因**。確立了上述關聯的印度公司信實生命科學（Reliance Life Sciences），已經研發出檢測這些基因甲基化程度的方法了。「我們想把這三種基因附近的甲基化程度當作預測標記，經由定性分析，來判斷一個人罹患口腔癌的可能性有多高」，信實生命科學公司的其中一名科學家達南賈亞·薩拉南斯（Dhananjaya Saranath）博士如此表示。最終，像這樣的檢測方法可能會是衡量罹癌風險的利器，帶來遠比以往更早的診斷結果和較高的存活率。

目前，表觀遺傳學正處於有點像「知道得愈多，就愈不瞭解」的階段。不過有一點很清楚：看起來幾乎可以確定，**已知對我們有害的事物，最終可能也會對我們的後代有害，因為表觀遺傳標記會一代傳一代**。所以，每天抽兩包菸、過著吃喝都是超大分量的生活，可能真的會讓你的子女，甚至是他們的孩子，更容易生病。

不過，如果利用甲基標記為孩子帶來正面影響呢？葉酸和維生素B12對小鼠有效，也會對人類有效嗎？假如就你記憶所及，你的家族向來都有點體重方面的問題，一些甲基標記是否能阻止這種遺傳，讓你的寶寶身上不會再增加負擔？老實說，我們不知道——我們甚至不知道自己還不知道的一切。

以下是我們不知道的頭一件事：我們根本還不完全瞭解哪些甲基供體會把哪些基因關閉或轉小。舉例來說，一個影響髮色的基因如果甲基化，造成的改變可能無害，但引發髮色基因甲基化的同一個過程，也許會連帶抑制某個腫瘤抑制因子。讓事情更加複雜的是，甲基的這種停止標誌通常會落在轉位子附近，也就是那些跳躍基因。當這個轉位子把自己插入基因組的別處時，可能會一併攜帶著甲基標記，這些甲基標記可能就會附著在另一個基因上，抑制該基因的表現，或者起碼減少其表現。

事實上，杜克大學研究的作者群對潛在表觀遺傳作用的影響範圍之廣，實在是佩服不已，不得不向任何有興趣想把他們研究結果應用在人類身上的人提出警告：

上述研究結果顯示，眾人長久以來認為在飲食方面完全有益的營養補充，可能會在人類建立表觀遺傳基因調節的功能時，無意間造成有害影響。

換句話說，各位，我們真的不知道正在發生的這一切是怎麼回事。

要澄清的一點是，如果妳準備好要有小孩的話，這不是在暗示妳要扔掉醫生開的瓶瓶罐罐維生素。這些維生素備受推薦大有原因，正如前幾章曾提到，**葉酸**

在懷孕期間非常重要。不斷有研究顯示，補充葉酸的營養品，會減少可能損害發育大腦或脊髓的先天缺陷。這兩者之間的關聯強烈到連政府都要求穀物必須添加葉酸，幾乎就像飲用水必須添加氟一樣。結果，與孕婦缺乏葉酸有關的疾病，例如胎兒脊柱裂，隨著穀物添加葉酸也一併減少了。

這當然很棒，但可能不是事情的全貌。我們對表觀遺傳學過於不瞭解，因此必須密切留意意料之外的後果。我們就是不知道，如果把大量甲基供體添加到食品當中，其他哪些基因可能會受到影響，而且恐怕要過了好幾年才會知道。

當醫生預期孕婦會早產時，往往會注射一種藥物，通常是**貝他每松**，協助加速孕婦體內胎兒的肺部發育，大幅提升早產兒的存活機會。目前，有跡象顯示，母親如果接受多劑量的貝他每松，小孩過動的程度會提高，整體生長速度會比一般孩子來得緩慢。多倫多大學的近期研究顯示，這些影響可能會持續好幾個世代。這項研究計畫的主持人認為，貝他每松在胎兒身上造成了表觀遺傳的改變，結果這些變化也傳給了胎兒自己的後代。一位專門治療早產兒的醫生表示，這項研究「可怕到超出理解範圍」。

維生素和藥物除了發揮主要功效外，也會導致甲基化的維生素和藥物，只是一切的開端而已。現在已經可以看到，專門設計成會影響甲基化模式的藥物了。這類藥物最早是在二〇〇四年獲得美國食品藥物管理局的認可。像是非專利藥**阿扎胞苷**，被譽為是治療**骨髓化生不良症候群**（myelodysplastic syndrome, MDS）的重大突破。MDS是多種血液疾病的綜合體，非常難以治療，通常會引起致命的白血病，如果找到治療MDS的新藥物，將會是一大進展。阿扎胞苷會抑制血球中某些基因的甲基化情形，有助於DNA恢復正常功能，降低MDS發展成白血病的風險。阿扎胞苷推出時，各界反應熱烈。南加州大學生化與分子生物教授彼得．瓊斯（Peter Jones）便說：

這是新型療法，也就是表觀遺傳療法中獲准的首項藥物。這不只對這種疾病具有潛在的重大意義，對其他眾多疾病也是如此。

瓊斯博士在自己和一些同事共同提出的報告中，當然也指出：

我們顯然才正要開始瞭解表觀遺傳學對人類疾病的重大貢獻，恐怕未來還會出現許多意外。

「未來還會出現許多意外。」嗯，他說對了。阿扎胞苷獲准的六個月後，約翰霍普金斯大學的研究人員發表了一份報告，是針對兩種藥物在表觀遺傳作用方面的研究結果，其中一種與阿扎胞苷在化學結構上非常相近。這些藥物幾乎是在基因組上，用新的甲基化模式到處噴漆，關閉的基因就跟開啟的基因一樣多，各有數百個。

先別誤會，表觀遺傳學確實具有驚人潛力，可以為人類健康帶來正面影響。羅格斯大學的方明珠教授研究了綠茶對人類細胞系的影響。她發現，**綠茶裡的化合物會抑制甲基標記出現在有助於對抗大腸癌、攝護腺癌、食道癌的基因上**。這些基因如果甲基化，就會失去抑制癌症的作用，而綠茶藉由抑制這些基因的甲基化，讓它們能夠繼續參與抗癌之戰。

最初研究維生素會促使小鼠身上野鼠色基因甲基化的同一個杜克大學團隊，也證明了金雀異黃酮具有類似的甲基化效果，金雀異黃酮就是大豆所含的類雌激素化合物。他們推測，金雀異黃酮可能也有助於降低人類變得肥胖的風險，甚至有助於解釋為什麼亞洲人的肥胖率相對偏低。但同樣地，他們如此推斷時，也語帶警告。該研究的其中一位作者黛娜・多利諾伊（Dana Dolinoy）表示：

少量即有益的東西，大量時就可能有害。我們並不知道，大家每天刻意或無意攝取或接觸到的實際數百種化合物，會帶來什麼影響。

人類的基因組裡，核苷酸共有三十億個鹼基對，參與著一場盛大又複雜的舞會，才構成了身為人類的我們。當我們開始改變編舞，必須非常小心謹慎，尤其是現在還缺乏精準到位的技術。如果想用推土機移走某位舞者，毫無疑問一定會鏟起不只一位跳舞女郎。

如果剛才說的還不夠複雜，你要知道甲基標記不是唯一能開啟或關閉基因的方法。有一整套的啟動子（promoter）和抑制子（repressor）會經由轉錄成mRNA，再轉譯成蛋白質，指揮某個基因要表現到什麼程度。這套系統等同是體內的調節機構，可以根據身體千變萬化的需求，開啟、關閉或甚至加速特定蛋白質的製造程序。

舉例來說，這就是一般人為什麼能慢慢增加對藥物和酒精的耐受性。人如果喝了酒，肝臟細胞中的基因啟動子就會加速製造酵素（還記得乙醇脫氫酶嗎？）協助分解酒精。**酒喝得愈多，肝臟製造的乙醇脫氫酶就愈多，因為這種酵素生來就預期會有另一杯黃湯下肚**。反之亦然，你可能曾注意到持續一段時間滴酒不沾後，自己對酒精的耐受性便下降了，這是因為你的身體察覺到不再需要乙醇脫氫酶，於是減緩了產量。

其他藥物也伴隨著類似的現象，從咖啡因到多種處方藥都包含在內。醫生是否曾開過會讓你出現一些討厭副作用的藥物，卻告訴你只要等個幾週，副作用就會消失？假如你有這種經驗，副作用也真的消失了，那你體驗到的就是另一種形式的基因表現。你的身體啟動或抑制了特定基因的表現，而這些基因有助於分解那種藥物，藉此讓你適應該藥物。

⊕

如果你真的想知道，我們對於可能出現的表觀遺傳影響和母體效應有多麼無知，就仔細想想以下的例子吧。紐約和華盛頓在九月十一日遭受恐怖攻擊後的接連幾個月，懷孕晚期的流產數激增——發生的地點在加州。這種情形不免就會讓人假設，兩者之間可以用某種顯而易見的行為理論來解釋，也就是壓力較大，讓某些孕婦更難照顧好自己。一般人可能很容易就會想接受這種說法，只是有個例外，流產數增加的現象只發生在男性胎兒身上。

在加州，二〇〇一年十月到十一月期間，男嬰流產率上升了百分之二十五。母親的表觀遺傳或遺傳結構中的某個東西——我們不知道是什麼——察覺到她懷的是男孩，因此引發了流產。

我們可以推測為什麼會發生這種事，但實際上根本不曉得真相。男性不只在孕期會對母親身體帶來較大的生理負擔，嬰兒時期如果營養不良，存活率也較低。也許人類演化出某種自動保存資源的系統，在危機時期就會啟動，結果便會出現眾多女性和少數強健男性的情況，讓人口族群在比起男女比例相反的時候，更有機會存活下去。

無論演化的原因是什麼，顯然那些孕婦都對察覺到的外界威脅，做出了劇烈且自動自發的反應。而且實際的攻擊行動是發生在如此遙遠的地方，反倒讓這種反應變得更有意思。這還不是類似反應首次出現的紀錄。一九九〇年，在兩德統一期間，前東德（該地區的統一過程困難重重、混亂不已、令人焦慮）的出生率偏向女嬰。一項針對一九九〇年代巴爾幹半島衝突期間，在斯洛維尼亞十日戰爭後出生率的研究，以及另一項針對一九九五年日本神戶阪神大地震後出生率的研究，都顯示出類似的模式。

與此相對的是，也有證據顯示，在經過激烈衝突後的時期，男嬰出生率會上升。一次大戰和二次大戰後的情形便是如此。一項更近期的研究，以住在英國格洛斯特郡的六百位母親為對象，揭露出那些預估將較為長壽的人，比起那些預料將英年早逝的人，更有可能生下男嬰。

出於某種原因，**準媽媽的心理狀態能夠引發生理或表觀遺傳方面的改變，可能因此影響妊娠狀況，以及男女胎兒在子宮外的相對存活率**。美好時期代表有更多男孩，艱困時期代表有更多女孩。而表觀遺傳學代表我們還有更多——太多——需要瞭解的地方了。

⊕

正當表觀遺傳學界發表第一個重大突破時，其他科學家宣布**人類基因組定序計畫**完成了，也就是耗費十年的龐大心血，繪製出構成我們人類ＤＮＡ的全部三十億對核苷酸序列。科學家完工後，計畫主持人宣布他們已經實際打造出「用來建造人體所需指南的每一頁了」。

然後，表觀遺傳學真的潑了他們一頭冷水。科學家在做了十年苦工後，走出實驗室，卻發現自己的圖譜只是起點。科學界簡直像在說：「謝謝你們畫的這份地圖。現在可以告訴我們哪些路有開放、哪些路不通，我們才能好好利用？」

當然了，表觀遺傳學並不是真的讓人類基因組定序計畫變得一無是處，與此相反，表觀基因組圖譜必須要有基因組圖譜才能展開繪製工作。果不其然，已經有人開始著手繪製了。二〇〇三年秋天，一群歐洲科學家宣布了**人類表觀基因組計畫**。他們的目標，是要在甲基標記能夠附著和改變特定基因表現的每一處加上指標。正如他們所說：

> 人類表觀基因組計畫的目標，是要確認所有的化學變化和關聯……這些都能使DNA密碼具有功能，讓我們能更充分瞭解正常發育、老化、癌症與其他疾病的異常基因控制，以及環境會如何影響人類的健康。

這項計畫正慢慢取得資金挹注，科學家希望未來幾年能繪製出大部分的表觀基因組，但這份工作並不輕鬆。

科學向來都不輕鬆。

8

CHAPTER

生命如斯：你和 iPod 為什麼都終有一死

老化是事先計畫好的，

它是人體設計的一部分。

賽斯·庫克（Seth Cook）患有一種格外罕見的遺傳疾病，他是目前罹患這種疾病的美國人中最長壽的人。[16]他的頭髮全掉光了，皮膚滿布皺紋，動脈硬化，關節因關節炎而發疼。他每天都要服用阿司匹靈和抗凝血劑。

他年僅十二歲。

賽斯患有**早年衰老症候群**（Hutchinson-Gilford progeria syndrome），通常簡稱為**早衰症**（progeria）。早衰症極為罕見，一般認為每四到八百萬名新生兒中只有一人會得到。這種疾病的病名progeria源自希臘文，意思是提早變老，這就是天生患有此疾的人將面臨的艱苦命運。**患有早衰症的兒童，老化的速度可高達正常小孩的十倍**。等到患有早衰症的嬰兒約一歲半時，皮膚就會開始出現皺紋，並且掉髮。不久後，伴隨而來的是心血管疾病，像是動脈硬化，以及退化性疾病，例如關節炎。多數早衰症患者會在十幾歲的時候死於心臟病發作或中風，目前尚未有人活過三十歲。

早年衰老症不是唯一會加速老化的疾病，只是最令人心痛，因為老化速度最快，而且出生時就會發病。另一種老化疾病是**維爾納氏症候群**（Werner syndrome），身上攜帶這種疾病突變的人直到青春期才會出現症狀，因此有時又被稱為**成年型早衰症**。維爾納氏症候群的患者進入青春期後，就會開始急速老化，通常在五十出頭就會死於老化相關的疾病。雖然維爾納氏症候群比早年衰老症還更常見，依然算是非常罕見，每一百萬人中只有一人患病。

由於這類急速老化的疾病是如此罕見，一直以來都不是多數研究的重點（也因此被稱為孤兒病）。但這種風氣正在開始轉變，因為科學家瞭解到自己手中握有正常老化過程的線索。二〇〇三年四月，研究人員宣布已經分離出導致早衰症的基因突變了。這個突變出現在負責製造稱為核纖層蛋白A（lamin A）這種蛋白質的基因上。正常情況下，核纖層蛋白A會支撐起核膜結構，核膜（nuclear membrane）就是每個細胞中心將基因包裹起來的地方。核纖層蛋白A就像撐起帳篷的帳桿，核膜會在這種蛋白質周圍形成結構，受其支撐。早衰症患者體內的核纖層蛋白A有缺陷，因此，細胞退化的速度會比一般人來得快。

---

16. 庫克已於二〇〇七年去世。

二〇〇六年，另一個研究團隊確立了核纖層蛋白A退化和正常人類老化之間的關聯。美國國家衛生研究院的研究人員湯姆．米斯泰利（Tom Misteli）與寶拉．斯卡菲迪（Paola Scaffidi）在《科學》期刊發表論文，指出一般老年人的細胞，出現了跟早衰症患者細胞中同樣的缺陷。這項發現意義重大，因為這是科學家首次證實了，在遺傳層面上，早衰症的加速老化特徵與正常人類老化有關。

這項研究的結果含義深遠。差不多自從達爾文提出適應、天擇、演化的概念開始，科學家就一直在爭論老化究竟該歸屬何處。老化是否只是單純耗損，就像你最愛的襯衫在積年累月後，會逐漸出現小小一點的汙漬、裂縫、痕跡，最後磨損得破舊不堪？或者老化是演化的產物？換句話說，老化究竟是偶然，還是有意的結果？

早衰症和其他加速老化的疾病顯示，老化預先就設定好了，是人體設計的一部分。仔細想想，假如光是一個基因上的錯誤，就能在嬰兒或青少年身上引發加速老化，那老化便不可能只是由一輩子累積的耗損所造成。光是有早衰症基因的存在，就顯示出老化可以經由遺傳基因控制。這當然會帶出一個你肯定能想到的問題：我們生來就被設定成會死嗎？

⊕

李奧納多．海佛列克（Leonard Hayflick）是現代老化研究的先驅之一。一九六〇年代，他發現（除了一個特例以外）細胞在停止運作前，只會有固定的分裂次數。這個細胞複製的極限有個適切的名稱，叫作**海佛列克極限**，人類細胞的極限大約落在五十二到六十次之間。

海佛列克極限與喪失染色體末端的遺傳緩衝結構有關，稱為**端粒**。細胞每次複製分裂，就會失去一點點ＤＮＡ。為了不讓ＤＮＡ資訊的流失造成影響，染色體的末端會加上等於是額外資訊的部分，這些資訊片段就是端粒。

想像一下你有份原稿，必須影印五十份，影印店卻出其不意要刁難你。影印店不收你的錢，而是每影印一份，就拿掉原稿的最後一頁。這可會是個問題，因為你的原稿有兩百頁，如果每影印一份，就讓影印店拿走一頁，最後影印的那一份只會剩下一百五十頁，不管是誰拿到，都會看不到其中四分之一的故事。於是，身為天生就擅長想出聰明解決辦法的高度演化生物，你在原稿最後加了五十張空白紙，交給影印店一份兩百五十頁的原稿。現在，所有五十份的影印都會有完整的故事，不會漏掉珍貴資訊的任何一頁，直到你決定影印第五十一份。端粒就像空白頁，而隨著細胞複製分裂，端粒就會變短，真正寶貴的DNA則會受到保護。不過，一旦細胞複製的次數介於五十和六十之間，端粒基本上就沒了，那些精華資訊將岌岌可危。

那我們為什麼會演化出針對細胞複製分裂的次數限制呢？

一言以蔽之的話，就是癌症。

⊕

我不曉得還有哪個與健康相關的字眼，比癌症更能讓人聯想到恐懼和死亡。這個詞普遍被視為幾乎等同宣判死刑，導致數百萬個家庭幾乎不敢毫無顧忌地大聲討論，就算開了口，也只會是輕聲細語。

你肯定也知道，癌症不是某種特定疾病，而是特徵為細胞生長失控的多種疾病統稱。事實上，有些癌症的治療可能性很高：相較其他常見的健康問題，例如心臟病發作和中風，許多癌症都有較高的存活率，更有機會完全治癒。

先前也探討過，人體有針對癌症的多重防線。特定基因負責抑制腫瘤，也有基因負責產生特化的癌症獵人，專門尋找和摧毀癌細胞，更有基因負責修復抗癌基因。甚至細胞本身就具有類似切腹自殺的機制。**細胞凋亡**（apoptosis）或預設的細胞死亡，發生在細胞察覺自己受到感染或受損的時候，或是其他細胞偵測到有問題，於是「說服」會帶來危險的細胞自殺。此外，還有海佛列克極限。

海佛列克極限是檢驗癌症的有效手段，如果某個細胞發生異常，變成癌細胞，海佛列克極限依然能防止這個細胞複製失控，基本上就是在癌細胞真正展開行動之前，不讓腫瘤增生。如果細胞在耗盡力氣前，只能複製分裂有限的次數，那就無法不受控制地複製了，對吧？

對——就某種程度來說，確實如此。問題在於，癌細胞是狡猾的小壞蛋，私下暗藏了好幾招。其中一招就是一種酵素，稱為**端粒酶**（telomerase）。要知道海佛列克極限是由於端粒才得以成立，因此端粒耗盡的話，細胞不是死亡，就是失去複製能力。那端粒酶的作用是什麼？端粒酶能延長染色體末端的端粒。正常細胞的端粒酶通常不會活化，所以端粒往往會變短。但癌細胞有時候能讓端粒酶全力運作，更快修補端粒。這種情形發生時，遺傳資訊就會流失得較少，因為端粒的緩衝部分永遠不會耗盡。細胞原本預設的到期日被廢除了，於是可以一直複製分裂下去。

癌細胞大張旗鼓的時候，通常是因為有端粒酶相助。在人類的惡性腫瘤中，超過九成的細胞都在利用端粒酶。這些細胞就是這樣變成腫瘤的，因為少了端粒酶，癌細胞在分裂五六十次後，頂多再多個幾次，就會死光光。在端粒酶協助讓海佛列克極限失靈的情況下，癌細胞得以不受控制地增殖，在生物體內大搞破壞，這種結果大家都太熟悉了。除此之外，一帆風順的癌細胞，也就是那些我們最想要能自行了斷的細胞，找到了規避細胞凋亡或預設細胞死亡的辦法。當癌細胞受到感染或受損時，會忽視非癌細胞本來會聽從的自殺指令。就生物學角度來看，這讓癌細胞變得「永生不朽」，也就是能夠永遠分裂下去。科學家目前正在精準偵測端粒酶活動增加的方法，這將能提供醫生一種強大的新工具，有助於找到隱身的癌細胞。

順帶一提，其他不受海佛列克極限影響的例外，是那些當前引發政治、醫學、倫理爭議的主角——**幹細胞**。幹細胞是「未分化」的細胞，換句話說，它們可以分化成眾多不同種類的細胞。製造抗體的B細胞只能分裂出另一個B細胞，皮膚細胞也只能產生另一個皮膚細胞。幹細胞卻可以產生多種細胞，而所有幹細胞之母，當然就是源自你母親體內最初的那個單一細胞。合子（精子與卵子的結合）顯然必須要能製造出每一種細胞，否則你就依然只會是個合子。幹細胞不受海佛列克極限所限制，同樣也永生不朽。幹細胞之所以能完成這項壯舉，是因為利用了端粒酶來修復自己的端粒，就跟某些癌細胞一樣。不難看出為什麼科學家認為幹細胞具有治癒疾病和減輕痛苦的強大潛力，因為幹細胞有潛力變成任何細胞，也從不會耗盡力氣。

許多科學家認為，細胞之所以演化出限制自己可以複製分裂的次數，「原因」就是為了要預防癌症。當然了，有得必有失，海佛列克極限的另一面，就是老化。一旦細胞到達複製次數的上限，之後再怎麼複製都不會有好結果，一切就此開始走下坡。

癌症預防以及海佛列克極限，不是唯二能用來解釋生物演化出老化機制的原因。首先，兩者未必能解釋為什麼不同的動物，甚至連親緣相近的動物，預期壽命的差距會如此懸殊。

值得注意的有趣一點是，除了少數例外，哺乳動物的體型和預期壽命有密切關聯。**體型愈大，活得愈久**（這不表示你該每天去買冰淇淋吃，因為這裡指的是物種天生的體型愈大，這個物種的一般成員就會活得愈久，而不是指單一個體）。哺乳動物體型愈大，預期壽命就愈長，至少有一部分要歸功於其修復DNA的超群能力。這起碼多少解釋了我們為何可以活得更久，卻沒有解釋我們這些體型偏大的生物，為什麼發展出這些超群的修復機制。

有一派理論主張，預期壽命較短和外部威脅較嚴重有直接的關聯。這可不只是在說，動物承受著可能會被吃掉的風險，預期壽命會因此減少，但事情當然就是這麼一回事。基本上，動物如果冒著更有可能被吃掉的風險，會演化出較短的壽命，就算沒被吃掉也一樣。以下就是演化的過程：如果某個物種面臨重大的環境威脅和掠食者威脅，便會承受較大的演化壓力，必須趁早繁衍後代，於是就演化出更快成年的結果（壽命較短也意味著世代間隔的時間較短，可以讓物種演化得更快，這點對面臨眾多環境威脅的物種來說很重要，也是讓齧齒動物能相當快速發展出抗毒體質的其中一個原因）。同時，從未有任何真正的演化壓力，需要這個物種演化出特定機制，修復積年累月產生的DNA錯誤，因為大部分的個體都活得不夠久，不會出現這樣的錯誤。如果你只打算留著iPod一星期，就不會買延長保固了。反過來說，如果某個物種在所處環境中更具優勢，一生多半也都能持續繁衍後代，那修復不斷累積的DNA錯誤，將會帶來好處。這個物種如果活得更久，就能繁衍更多後代。

我認為，預設老化是將演化上的好處賦予了物種，而非個體。按照這種思維，老化就像是生物學上的**計畫性報廢**。

計畫性報廢這個概念經常受到否認卻從未遭到反駁，指的是從冰箱到汽車的製造商都為自家產品設定了使用期限，基本上就是保證這些產品在一定年限後會損耗到不能用。這點影響了兩件事：一個說是消費者的利益，另一個無疑就是製造商的利益。以前者來說，這將為改良的新產品鋪路；以後者來說，這意味著你必須買新冰箱。幾年前，有些人指控蘋果公司在研發超熱門的音樂播放器iPod時，就採用了計畫性報廢的概念，製造出來的電池只能使用十八個月左右，也無法更換，迫使消費者在電池壞掉後，必須買新的機型（蘋果現在有電池更換方案了，但跟iPod更換方案差不多，因為只要付一小筆費用，蘋果就會寄來相當於你買了但現在無電iPod的新機或翻新機）。

生物性報廢——意即老化——可能也會達到類似的兩種目的。首先，藉由清除較舊的模式，老化會為新模式騰出空間，這正是在創造空間給改變，也就是給演化。其次，老化藉由排除體內充滿寄生物的個體，不讓這些個體感染下一代，得以保護整個族群。原來，性與繁殖就是物種升級的方法。

老化可能是預設的看法，為各種激動人心的可能性敞開了大門。科學家已在探索關閉以及再次啟動老化機制，可能會帶來什麼好處。比如，讓癌細胞的端粒酶（細胞用來讓自己長生不死的酵素）停止作用的可能性，也許就能發展出對抗癌細胞的強效新武器。

這項研究開始進行的一年前，最先把早衰症相關老化與正常老化連結在一起的研究人員也證明了，早衰症造成的細胞損害是有可能修復的。他們在實驗室裡為早衰症細胞貼上「分子OK繃」，消除有缺陷的核纖層蛋白A。一週後，在治療過的細胞當中，超過九成看起來都很正常。研究人員目前還沒辦法逆轉早衰症患者的病情，但每一次出現新的見解，就是朝對的方向邁進一步。

把這兩項研究結合後，並不是真的代表有張地圖，可以通往龐塞．德萊昂（Ponce de León）虛構的青春之泉，但結果確實很吸引人。人類老化細胞的衰敗模式，和早老症細胞相似，而科學家已經能在實驗室中逆轉這些老化細胞──有從以上這段描述裡面看到什麼關鍵字嗎？

老化，和**逆轉**。這可是相當值得期待的事。

談到令人期待的事，本書的重點全放在生命，以及我們為何生而為人、為何以如今的方式運作。而讓這一切得以實際成真的地方，就是演化的終極實驗室——子宮。

⊕

恭喜！妳懷孕了！

在接下來的九個月，數百萬年來與疾病、寄生物、瘟疫、冰河期、熱浪、無數其他演化壓力的交互作用結果，更別說還要加上那麼點浪漫成分，全都將在遺傳資訊、細胞複製、甲基標記、生殖細胞系混合的極其複雜交互作用之下，結合在一起，產生妳的小寶貝。

妳和伴侶正跳著演化之舞，將悠久的基因歷史提供給下一代。這個過程振奮人心，既令人驚奇又深受感動。這正是為什麼當妳去醫院生小孩，卻對周遭環境有點反感時，應該要受到體諒，因為幾乎每個在醫院的人都生病了，努力想逃過疾病或死亡的魔爪，而妳卻是要去那裡，將一個小生命帶到這個世界上。

妳研究著指示牌，想搞清楚自己要去哪裡，看到上面標示出像是：

心臟科

內分泌科

腸胃科

一般外科

妳都跳過，接著看到：

血液科

感染科

加護病房（ICU）

然後，終於找到了，「婦產科」，就夾在神經外科和精神科兩個溫馨的科別之間。

很快就會有人催促妳上樓、趕快換上病服，幫妳吊點滴。如果妳之前因為生病（不是懷孕）上過醫院，現在大概會覺得這套流程有點太過熟悉了。妳可是要生小孩耶，難道院方就不能把一切弄得輕鬆點嗎？

這種醫療現場的大陣仗，當然有充分理由，在二〇〇〇年，聯合國估計死於懷孕相關併發症的母親超過五十萬人，已開發國家的死亡人數卻只占不到百分之一。由此看來，現代醫學毫無疑問確實協助排除了分娩過程中很大一部分的風險。不過，醫學採取的手段往往有點偏向從疾病的角度來考量，通常把懷孕視為必須受到控管的風險，而不是只需從旁推一把的演化奇蹟。

也許我們讓懷孕和分娩過程變得更加安全舒服的能力，會跟我們開始探究自己和疾病之間有什麼關係一樣，因為提出同樣的問題而受益。為什麼演化會導致人類用現在這種方式生產呢？

比起任何跟我們親緣相近的物種，人類的分娩過程風險更高、時間更久，無疑也看起來更加痛苦。這個結果最終可以追溯到兩件事：填字遊戲和樂儀隊。好吧，也許不是填字遊戲和樂儀隊本身，但我們之所以能夠做這兩件事，確實是因為人類的兩項典型特徵：大腦袋瓜和雙足步行。而談到生產時，這兩項特徵結合起來會很棘手。

讓我們能用雙腳走路的骨骼適應結果，改變了人類骨盆的結構：與猴類、猿類、黑猩猩的骨盆不同，人類的骨盆必須經常承載整個上半身的重量（黑猩猩的確有時候會用雙腳走路，但通常只是為了搬運食物或涉水渡河）。演化成雙足步行的過程包括了篩選出特化的骨盆，人類才得以直立行走，然而從實際的演化過程來看，這種改變有其代價。生物人類學家溫妲．崔瓦森（Wenda Trevathan）的研究生涯多半都在鑽研分娩的演化，根據她的說法，人類的骨盆從中央開始「扭曲」：上半部相當寬，產道的「入口」兩側也具有一定的寬度，愈往下卻愈窄，嬰兒的頭顱相當勉強才能擠出末端的「出口」。

人類學會用雙腳走路後，過了數百萬年，開始演化出更大的腦袋。而更大的腦袋需要更大的頭顱。最終（也就是又過了幾百萬年後），產道狹窄的人類女性要生出的是擁有頭顱偏大的人類嬰兒。順帶一提，這正是新生兒腦袋如此脆弱的其中一個原因，因為人的頭顱其實是由分開的骨板所構成，靠著稱為顱縫的組織連接起來，才讓頭顱保有一定的彈性，能夠擠過產道。嬰兒約十二至十八個月大時，骨板才會開始密合，完全閉合則要等到成年（遠比黑猩猩要來得晚）。

由於大腦袋瓜太難從狹窄的產道中擠出來，因此人類大腦多半都是出生後才開始發育。猴類出生時，大腦的體積已經超過完全發育時的百分之六十五了。但人類嬰兒的大腦體積卻只有發育完全時的百分之二十五，這也是嬰兒出生頭三個月會如此無助的原因之一，因為他們的大腦還處於快速發育的狀態。許多醫生其實會稱這段時期為**第四個三月期**（fourth trimester）。

除了上述理由外，人類產道的形狀並非從頭到尾都一樣，因此胎兒必須扭動身體才能通過。由於這樣的扭動結果，胎兒真的露出頭時，通常臉不會朝向母親，這又讓人類分娩難上加難。黑猩猩和猴類出生時，會面朝母親。想像一下黑猩猩媽媽蹲著分娩，黑猩猩寶寶從產道露出頭時，臉朝上面向母親，你大概就很清楚是怎麼回事了。黑猩猩媽媽可以伸出手，從後頸捧著寶寶的頭，協助順產。人類的媽媽無法這麼做（就算蹲著也辦不到），因為嬰兒的臉會朝向另一邊，如果媽媽想幫寶寶一把，有可能會不小心把脖子或脊椎折往不對的方向，造成嚴重傷害。崔瓦森認為，大腦袋瓜、專為行走打造的骨盆、背對母親出生的嬰兒，這「三重威脅」產生了幾乎所有人類分娩都得有人協助的慣例。其他靈長類要生產時，一般都是獨自進行。

如果你停下來想一下，根據我們對演化壓力所知的一切，這種情況有點令人困惑。為什麼演化會選擇讓繁衍後代變成如此危險的事？

嗯，演化確實不會這麼做——除非這件事在增加分娩風險之後，讓嬰兒生存的可能性提高（譬如，能讓兩倍的嬰兒安全長大且繁衍後代），那麼，讓少部分嬰兒無法捱過分娩，就是值得冒的風險。

大腦袋瓜具有莫大的優勢，這點顯而易見。但直立行走呢？我們為什麼要朝這個方向演化？我們為什麼不是一群聰明的原始人類，用四肢爬向食品雜貨店，或是從樹上盪去圖書館，反而是沿著人行道漫步走去？

顯然有什麼促使了人類的祖先，朝著與現代黑猩猩或猿類祖先不同的演化方向前進。不論原因是什麼，最終都引發了一連串的演化骨牌效應，導致一種適應策略帶來另一種適應結果。正如作家伊蓮．摩根（Elaine Morgan，等一下再多談她的事）所說：「我們的祖先進入上新世（指的是大約兩百萬到五百萬年前的地質年代）的時候，是不會講話的多毛四足動物，上新世結束的時候，不只無毛，也能直立，還可以討論自己最喜歡哪種香蕉。」不只如此。我們也變得更胖，形成突出的鼻子，鼻孔朝下，也喪失了大部分的嗅覺能力。

所以，這之間到底發生了什麼事？

傳統上認為，人類從四腳爬行轉變成雙足步行是所謂的「稀樹草原假說」

（savanna hypothesis）。這個大草原理論主張，我們的類猿祖先拋下非洲的昏暗森林，遷移至廣闊的草原，也許是因為氣候變遷導致環境大幅改變。在森林裡，食物充足，可以找到豐盛的水果、堅果、草葉。但在大草原上，生活較為艱難，因此，我們的祖先必須找到覓食的新方法。男性開始勇敢狩獵成群的草食動物，以取得肉。為了尋找食物或掠食者，必須掃視地平線，而為了在食物和水源之間來回，必須長途跋涉，像這樣應運而生的新情況，加起來就使得大草原上的原始人類開始直立行走。其他適應結果也同樣與新環境有關，像是狩獵需要工具和互助合作，而更聰明的類人猿能製造更好的工具、成為更優秀的隊友，所以能存活得更久，吸引更多同伴，於是就在這樣的過程中，篩選出了更大的腦袋。大草原氣候炎熱，那些追捕動物的勇敢男性往往體溫過高，因此身體失去毛髮，以保持涼爽。

不管怎樣，這就是傳統的理論。

但伊蓮．摩根不是拘泥傳統的人，也對這個假說不買帳。摩根是一名多產的威爾斯作家，起初是在三十多年前開始對演化感興趣。她讀到敘述大草原理論的書時，立刻覺得事有蹊蹺。首先，她無法理解，演化是如此在乎生物的繁殖能力，為什麼只會受男性的需求所驅策。「整個假說都完全聚焦在男性身上，」她回憶說：「假說的前提是，男性獵人的演化過程才是重點。我開始想：『他們一定搞錯了。』」演化的方向難道不該受到女性和小孩的影響嗎？

她的疑問相當有道理。

摩根開始質疑稀樹草原假說時，這個理論早已成了科學界根深柢固的觀念了。就如同多數根深柢固的假說，那些對其提出挑戰的人通常不是受到漠視，就是遭人奚落。但光是這樣可阻止不了伊蓮．摩根。於是，確信大草原理論這種獨尊男性的演化論點沒道理後，摩根決定動筆寫書，揭露這個假說的瑕疵。她原本沒有打算要寫成一本科學著作，而是要用破除所有誇張說詞的極為有效古老方法，來抨擊大草原理論——也就是常識。

《女人的起源》（*The Descent of Woman*）於一九七二年出版，猛烈抨擊男性行為是人類演化驅力的看法。人類開始用雙腳走路，是為了因應水源和食物之間的長途跋涉，速度會比用四隻腳還快？是喔，沒錯，那請問一下，曾跟獵豹比過賽跑嗎？就連一些速度比較慢的四足動物都能跑贏我們。我們失去體毛，是因為男性在追捕羚羊時太熱了？那為什麼女性的體毛比男性更少？那其他在大草原上四處奔跑的無毛動物呢？喔，對，根本沒有這種動物。所有無毛哺乳動物都屬於水生動物，或者起碼會在泥中打滾，想一想河馬、大象、非洲疣豬就行了，但卻沒有無毛的靈長類動物。摩根為了寫書而研讀資料時，偶然發現了海洋生物學家阿利斯特．哈迪（Alister Hardy）的著作。一九六〇年，哈迪提出了不同的理論，解釋人類的演化為何有異於其他靈長類。他表示，在今日衣索比亞的附近，有一群森林古猿在與世隔絕的大島上過活，適應了水生生活，經常在潟湖中涉水、游泳、覓食。哈迪最初會有這個想法，是在近三十年前讀到了伍德．瓊斯（Wood Jones）教授的著作《人類在哺乳動物中的定位》（*Man's Place among the Mammals*），該書質疑為什麼人類是唯一有皮下脂肪的陸生哺乳動物。捏捏你家的狗或貓，手上只抓到皮毛時，就能感覺到其中的差異了。哈迪是海洋生物學家，立刻聯想到海洋哺乳動物，例如河馬、海獅、鯨魚，全都有皮下脂肪。他想說，人類也有這個只會出現在水生或半水生哺乳動物身上的特徵，原因只有一個——過去曾經歷水生或半水生的時期。

也就是水猿（aquatic ape）。

沒有人認真看待哈迪的理論，至少沒有認真到會去挑戰這項理論。直到伊蓮．摩根的出現。她認真看待這個理論的程度，讓她截至目前為止，寫了五本相關的書。

摩根提出了令人信服的論點，以下就是現在稱為水猿假說的重點精華。我們的類人猿祖先有很長一段時間多半生活在水中或水畔。他們捕魚，為了潛水覓食，學會長時間憋氣。由於他們能夠在陸上和水中生存，比起受限於陸上生活的表親，避開掠食者的選項多了一倍，因為水猿被花豹追趕時，可以潛入水中，被鱷魚追捕時，可以跑入林中。在水中生活的人猿自然會朝雙足步行的方向演化，因為直立的站姿可以讓他們在涉入深水時，依然能夠呼吸，水也有助於支撐上半身，讓雙腳更容易撐住身體。

水猿假說解釋了為什麼我們像其他許多水生哺乳動物一樣失去體毛，這是為了要讓身形在水中更具流線型。這個假說也解釋了人類鼻子突出和鼻孔朝下的形成，如此一來才能潛水。（我們所知）其他唯一有突出鼻子的靈長類，是命名貼切的長鼻猴（proboscis monkey），這種動物正好就是半水生動物，也會用雙腳涉水行走，或是在水中小游一下。

最後，這個水生理論也許能解釋我們為什麼有皮下脂肪。就像其他水生哺乳動物，例如海豚和海豹，皮下脂肪讓我們在水中暢行時較不費力。人類嬰兒出生時，身上的脂肪量也遠比黑猩猩或猴類的寶寶要來得多。假如所有這些脂肪對母親都是額外的負擔，那脂肪的存在一定有很好的理由。多數科學家都同意，脂肪有助於嬰兒保暖（還記得棕色脂肪嗎？就是通常只會出現在人類新生兒身上的那種特殊產熱脂肪？）。摩根認為，這些額外的脂肪除了保暖，也有助於嬰兒浮在水面上。脂肪的密度比肌肉低，所以體脂率會較高，人的身體浮力會更大。

關於水猿的爭論依然沸沸揚揚。多數的主流人類學家無疑仍舊支持稀樹草原假說。水生對上草原的論戰往往會激起雙方的強烈情緒，因此更難以找出解答。在科學界這樣互相叫囂之間，被模糊的其中一個焦點，就是水猿假說實際的核心論點。這個假說並不是主張，曾經有某種人類出現以前的動物，多半生活在水下，只會定期浮出水面換氣，像是某種靈長類鯨魚。英國電腦程式設計師阿爾吉斯・庫利烏卡斯（Algis Kuliukas）讀到摩根的著作前，妻子曾在分娩浴缸中進行生產。他很震驚的發現，許多抨擊摩根假說的學者都坦承，人類祖先確實有可能曾待在水中，而在水中生活的這段時期可能對演化造成了影響。如果他們都承認了，那到底是在吵什麼？

庫利烏卡斯發覺，這項假說的爭議，有很大一部分與不瞭解這個理論實際的核心論點有關。他寫道：

（有些批評者）……從未真正「理解」這項假說的核心論點。他們自以為懂，其實卻徹底誤解了。他們以為，這項假說主張人類曾經歷某種幾乎快變成美人魚或類似生物的「階段」，於是將其駁斥為無稽之談。

因此，庫利烏卡斯決定試著在雙方的交流過程中，稍微澄清一下論點，於是簡單總結了水猿假說：

水作為天擇的篩選條件，比起我們猿類表親的演化，對人類的演化過程影響更大。因此，人類與其他猿類之間的眾多重大生理差異，最合理的解釋就是為了要更容易在各種水體中行動（例如涉水、游泳和／或潛水），以及為了滿足可能要從類似棲地取得更多食物資源的需求，才產生了這種適應結果。

假如這樣解釋，你難道不會覺得，這開始聽起來非常像常識嗎？

想像一下阿利斯特、摩根、阿爾吉斯都是對的。我們有些祖先花了很多時間待在水中和水畔，多到足以影響人類的演化。再進一步假設，人類就是在這樣的環境中，首次學會靠自己的雙腳站立。結果，這讓我們的骨盆產生變化，扭曲了產道，使分娩更為困難。所以，這意味著雙足步行人類的第一次分娩，有可能是半水生母猿在水生環境中進行。

這還是無法解釋為什麼沒有產生演化壓力，讓骨盆形狀改變所帶來的雙足步行以及伴隨而來的繁衍後代風險消失。除非說，假如水以某種方式改變了兩者之間的取捨平衡，讓分娩更為容易了呢？如果水讓分娩進行得更順利，那大部分的演化壓力就會偏向水猿改成用雙腳移動後所獲得的好處。

但如果水讓骨盆開口窄小的水猿更容易分娩，那水不也應該讓骨盆開口窄小的人類更容易分娩嗎？

⊕

據傳，醫學史上第一起水中分娩發生在十九世紀初的法國。當時，助產士正手忙腳亂地在幫一名陣痛已經超過四十八小時的婦女接生，其中一位產婆提議，泡個溫水澡也許有助於這名臨盆孕婦放鬆。據說，這名婦女被抬進浴盆中沒多久，嬰兒就出生了。

俄國研究人員伊果・柴爾考夫斯基（Igor Tjarkovsky）經常被譽為現代水中分娩法之父。他在一九六〇年代為水中分娩法設計了一款特殊水槽，但直到一九八

○年代早期左右，這股風潮才真正開始在西方世界流行起來。然而，醫療機構並不鼓勵這麼做。醫生在醫學期刊和大眾媒體上表示，水中分娩相當危險，充滿了令人無法接受的感染與溺斃風險。直到一九九九年，倫敦兒童健康研究所的露絲・吉爾伯特（Ruth Gilbert）和派特・圖基（Pat Tookey）發表了嚴謹的研究，顯示水中分娩至少就跟傳統生產方式一樣安全，所有那些後果悽慘的預測大都毫無根據。

就連發表於二○○五年的一項更近期的義大利研究，也證實水中分娩夠安全，更證明了這種方式具有某些驚人好處。這群義大利研究人員比較了八年來單一機構的一千六百件水中分娩案例，以及同一段時間在同一個地方進行的傳統生產案例。

首先，不論母親還是新生兒，感染的情形都沒有增加。事實上，新生兒顯然還獲得了額外保護，不會感染吸入性肺炎。嬰兒要等到臉上感覺到空氣，才會開始吸氣，因此，當嬰兒身處水中時，所有哺乳動物皆有的潛水反射就會促使他們憋氣（胎兒確實會在母親的子宮中「呼吸」，但這其實是吸入羊水，而不是空氣，也是對肺部發育至關重要的一環）。以傳統方式生下嬰兒的話，他們只要臉上感覺到有空氣，便會吸入第一口氣，有時候，如果嬰兒在醫生能把臉清乾淨前就先吸入一大口氣，就會造成他們吸入胎便或「分娩殘餘物」，可能導致肺部感染，也就是吸入性肺炎。但在水中接生寶寶不會出現這種風險，因為嬰兒只要沒被抱到水面上，呼吸就不會從胎兒循環切換成正常循環，所以不會有吸入水的危險，助產士也會有充裕時間，可以趁著嬰兒還在水中的時候，先把臉清乾淨，再抱出來，促使他們呼吸第一口空氣。

這項研究還揭露了更多好處。**生頭胎的母親如果採用水中分娩，第一產程的陣痛時間會短上許多**。不管水究竟是讓緊張的心情或疲累的肌肉放鬆下來，還是帶來某種其他效果，顯然都能加速分娩過程。女性進行水中分娩也能大幅降低需要會陰切開術的可能性，這種在醫院生產時會動的常規切開手術，是為了擴大女性陰道的開口，避免因撕裂傷而造成併發症。多數時候，這項手術根本沒必要，因為水就能讓陰道稍微擴展開來。

也許最值得注意的一點是，**絕大都數在水中生產的女性都不需要止痛藥**。在水中開始出現陣痛的女性當中，只有百分之五要求施打硬脊膜外麻醉，相較之下，採取傳統方式生產的女性則有百分之六十六。

人類新生兒在水中的行為，又是另一個誘人跡象，顯示水猿理論站得住腳。早在一九三九年，兒童發展研究人員梅朵・麥格羅（Myrtle McGraw）就記錄了這些驚人的能力：極為年幼的嬰兒不只能反射性憋住呼吸，也能做出律動的動作，讓自己在水中前進。麥格羅博士發現，這種「親水」行為都是出於本能，會持續到嬰兒約四個月大，這時的動作就會變得比較不協調。

對於一種在非洲乾熱大草原上演化成跟今日樣貌相差無幾的動物來說，原始的游泳本能會是非常出乎意料的現象。尤其是這種動物出生時相當無助，除了吃飯、睡覺、呼吸外，幾乎沒有其他本能行為了。

還有大哭。可不能漏掉大哭。如果你確實有小寶寶，當然不會漏掉這點。

你的寶寶再成長個幾年，就會開始把大哭換成為什麼。為什麼我得上床睡覺？為什麼你要去上班？為什麼早餐不能吃甜點？為什麼我會肚子痛？為什麼？

你就跟你家那還在學步的小孩說，繼續發問吧。這就是本書的重點所在：提出問題。尤其是多次再三提出的兩個問題。第一個問題是**為什麼？**

為什麼有那麼多歐洲人都遺傳到會讓體內器官充滿鐵質的遺傳疾病？

為什麼絕大都數的第一型糖尿病患者都來自北歐？

為什麼瘧疾會想讓我們臥病在床，感冒卻希望我們還能活動？

為什麼我們身上有那麼多似乎無所事事的DNA？

第二個問題當然就是**對於這些問題，我們該怎麼辦？**

血鐵沉積症能保護人不染疫的看法，我們該怎麼利用？

糖尿病可能是針對最後一次冰河期的適應結果，我們又該怎麼利用？

瞭解瘧疾想讓我臥床休息、感冒想讓我四處活動，都是為了協助疾病散播，對我來說代表什麼？

人類身上有些遺傳密碼可能是來自病毒，有時還會在基因組中跳來跳去，對我來說又代表什麼？

噢，也沒什麼。

只是代表能藉由限制細菌取得鐵質的管道，研發出對抗感染的新方法，以及為鐵質缺乏症其實是天生就能對抗高傳染性環境的人提供更好的療法。

只是代表能開闢激動人心的新研究途徑，使人有機會探究像是木蛙的這類動物，利用高血糖，在寒天中生存下來，並成功駕馭這種能力。

只是代表能引領我們，開始研究如何讓傳染原往降低毒力和愈趨無害的方向演化，而不是掀起我們恐怕永遠無法打贏的抗生素大戰。

只是代表……誰曉得呢？

如果不提出問題，就永遠不知道了。

結論

我希望你讀完本書後，能夠懂三件事。第一，生命是處於不斷創造的狀態之中。**演化並未結束，而是發生在你四周，只要活著，演化就會跟著改變**。第二，在我們身處的世界中，沒有所謂與世隔絕的存在。我們指的是人類、動物、植物、微生物、所有其他一切，全都會一起演化。第三，我們與疾病之間的關係，往往遠比以前可能瞭解的還要更為複雜。

到頭來，生命終究是份錯綜複雜的餽贈，一個集生物學、化學、電學、工程學之大成，幾乎不可能出現的結果，綜合起來卻是有如奇蹟般的整體，遠大於各部分的總和。整個宇宙正朝向無序的狀態發展。考慮到所有的作用力都會將萬物帶往這種無序的結果，我們居然能夠活著，真是奇蹟——只要多數人類都還活得好好的，也同樣稱得上是奇蹟。這也是為什麼與其把自己的健康視為理所當然，我們應該要心懷感激，致上應有的敬意。

當你內心如此改觀後，也就是當你想到在所有幾乎難以理解的宇宙之力皆朝向混沌發展時，你的健康與生命是如此驚人的餽贈，這種想法將會引領你，對世上那極為美麗複雜的生命設計，滿懷深深的敬意。這個生命經過了數十億年的試煉與苦難，一次又一次經歷了創造再創造的循環。如此複雜又耗時的生命，肯定是甘願辛苦付出的愛之結晶。

地球的生命複雜得驚人又極其多變，起源與發展卻是如此單純，我們愈瞭解這點，生命看起來就愈像是奇蹟，而且是依然在展現奧祕的奇蹟。

那就是演化的奇蹟。

致謝

我由衷感謝多倫多大學（University of Toronto）的梅西學院（Massey College），提供休假研究和豐富的跨領域環境，得以讓本書中的眾多想法醞釀成形。感謝約翰·費瑞澤（John Fraser）院長和約翰·尼爾利（John Neary）讓我能夠在梅西學院展開研究生活，也樂在其中。我一定要謝謝紐約西奈山伊坎醫學院（Icahn School of Medicine at Mount Sinai）的所有相關人士，他們不只盡忠職守，還更進一步做好各種安排，讓我有足夠時間寫完本書。非常感謝我那盡心盡力的研究助理，查核事實功力驚人的雙人組理查·維爾維（Richard Verver）和艾許莉·曹德勒（Ashley Zauderer）。我很感激多年來曾和我共事的所有科學家，也感謝所有研究人員和支援人員的前輩，少了他們，我就不會有研究可寫了。我有幸結識許多與眾不同的良師益友，特別是我的摯友梅兒·波西（Maire E. Percy）、加爾·歐提斯（Gard W. Otis）、凱瑟琳·艾略特（Katherine Elliott）、丹尼爾・珀爾（Daniel P. Perl）。我很感謝哈波柯林斯出版社（HarperCollins）的克萊兒・瓦赫特爾（Claire Wachtel），不只是因為她的友好情誼和一直以來的誠心態度，也是因為她徹底把本書視如己出，從不假手他人。麥可・莫里森（Michael Morrison）、大衛・羅斯─艾伊（David Roth-Ey）、琳恩・葛雷迪（Lynn Grady）、莉莎・蓋勒格（Lisa Gallagher）打從一開始就相信這項寫書計畫，蒂蒂・帝巴托羅（Dee Dee DeBartlo）則工作表現傑出，確保全世界都曉得這本書的存在。感謝金姆・路易斯（Kim Lewis）很有耐心讓本書逐漸步上出版的軌道，也謝謝蘿瑞塔・查爾頓（Lauretta Charlton），她一直是我的救星。我很感激我那隸屬威廉莫里斯經紀公司（William Morris Agency）的經紀人朵莉安・卡區馬爾（Dorian Karchmar），謝謝她從頭到尾都持續支持這項寫書計畫，並想出了書名。感謝同為威廉莫里斯公司一員的崔西・費雪（Tracy Fisher）和拉法葉・德安傑利斯（Raffaella De Angelis），以及威廉莫里斯倫敦分公司的夏娜・凱利（Shana Kelly），讓本書打入了國際市場，也謝謝負責處理有聲書版權的安迪・麥克尼可爾（Andy McNicol）。

我要向威廉莫羅出版社（William Morrow）的全體同仁致上謝意，你們的努力我全看在眼裡。最後，我必須感謝強納森・普林斯，他的神來之筆為本書大幅增色。

國家圖書館出版品預行編目 (CIP) 資料

病者生存：為何我們需要疾病？一位美國怪咖醫生顛覆你對疾病的看法！/ 沙隆．莫艾倫 (Sharon Moalem), 強納生．普林斯 (Jonathan Prince) 作；王婉卉譯. -- 初版. -- 臺北市：遠流出版事業股份有限公司, 2021.06
面； 公分
譯 自：Survival of the sickest : a medical maverick discovers why we need disease.
ISBN 978-957-32-9139-8(平裝)
1. 基因病變 2. 人類演化
415.135 110007404

病者生存

為何我們需要疾病？
一位美國怪咖醫生顛覆你對疾病的看法！

作　　者｜沙隆．莫艾倫 & 強納生．普林斯
譯　　者｜王婉卉
副總編輯｜簡伊玲
校　　對｜陳嫺若．呂佳真
美術設計｜王瓊瑤

發 行 人｜王榮文
出版發行｜遠流出版事業股份有限公司
地　　址｜104005 台北市中山北路 1 段 11 號 13 樓
客服電話｜02-2571-0297
傳　　真｜02-2571-0197
郵　　撥｜0189456-1
著作權顧問｜蕭雄淋律師
ISBN 978-957-32-9139-8
2021 年 6 月 1 日初版一刷

定　　價｜新台幣 390 元（如有缺頁或破損，請寄回更換）

ylib 遠流博識網
http://www.ylib.com
Email: ylib@ylib.com